减糖控糖饮食书

王兴国 姜丹 著

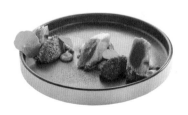

中国妇女出版社

图书在版编目（CIP）数据

减糖控糖饮食书 / 王兴国，姜丹著． —— 北京 ：中国妇女出版社，2022.12
ISBN 978-7-5127-2163-0

Ⅰ.①减… Ⅱ.①王… ②姜… Ⅲ.①高血糖病－食物疗法 Ⅳ.①R247.1

中国版本图书馆CIP数据核字（2022）第166286号

责任编辑：陈经慧
封面设计：末末美书
责任印制：李志国

出版发行 中国妇女出版社
地　　址：北京市东城区史家胡同甲24号　　邮政编码：100010
电　　话：（010）65133160（发行部）　　65133161（邮购）
网　　址：www.womenbooks.cn
邮　　箱：zgfncbs@womenbooks.cn
法律顾问：北京市道可特律师事务所
经　　销：各地新华书店
印　　刷：小森印刷（北京）有限公司

开　　本：165mm×235mm　1/16
印　　张：17
字　　数：220千字
版　　次：2022年12月第1版　　2022年12月第1次印刷
定　　价：59.80元

如有印装错误，请与发行部联系

前言
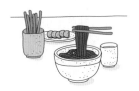
PREFACE

　　像糖尿病的病因和机制很复杂一样，糖尿病饮食管理的理论和原则也很复杂，我们还专门写了另一本书《边吃边算管理血糖》进行详细讲解。但不论怎样，糖尿病饮食控制一定要落实到餐盘上，落实到一日三餐的食谱中。如果只是随意地、偶尔地、若有似无地注意一下饮食，或者只是刻板地、道听途说地牢记某些食物不能吃，那么糖尿病饮食控制就不可能发挥治疗作用，通过饮食和生活方式干预来降低血糖、延缓并发症、减重并逆转/缓解糖尿病就是一句空话，根本无从谈起。我们甚至可以这样说，假如这个世界上只有一种人需要食谱，需要按照设计好的营养食谱进食，那肯定就是糖尿病患者！

　　遵从糖尿病饮食管理的科学原则，再结合糖尿病患者的具体情况设计的营养食谱具有重要的治疗价值。糖尿病患者不明白这一点，就没有动力做出改变，去克服执行食谱时可能遇到的困难，就会怕麻烦、嫌烦琐，最后放弃饮食控制。这样的例子我们在实践中见得太多了。相反，我们也很欣喜地遇到另外一些糖尿病患者，他们笃信饮食和生活方式干预的治疗作用，克服困难落实食谱，自律且不惧怕麻烦，严格执行食谱和我们给出的饮食建议，最终实现减药或停用降糖药，并保持血糖平稳。在糖尿病治疗中，医生和降糖药物只是一方面，另一方面是患者自己的能动性，这在饮食控制上表现得尤为明显。

在这本书里，我们给出了 12 套（每套一周）糖尿病示范食谱，既有针对普通糖尿病患者的食谱，也有针对合并肥胖、高血压、肾病或高尿酸的糖尿病患者的食谱，还专门为妊娠糖尿病患者设计了 3 套示范食谱。每一套示范食谱都给出了早、午、晚三餐和加餐食物及其参考重量，示范食谱利用我们原创的"四格配餐法"设计，介绍了推荐食材的营养特点以及主要菜肴的制作方法（共 97 种菜肴），并按周进行营养素分析评估，以确保既能控制血糖，又能满足身体营养需要。糖尿病患者可以从中找到适合自己参考的示范食谱，但一定要注意我们在第一章给出的提示，这些提示有助于正确落实食谱，减少障碍，举一反三掌握食谱。

希望我和姜丹老师在指导糖尿病患者饮食管理实践中总结出来的这些经验和食谱能帮助读者。

王兴国

2022 年 9 月 8 日　于大连

目录
CONTENTS

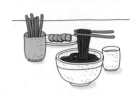

Part 1 如何使用
本书的示范食谱

Part 2 普通糖尿病食谱示范

Part 3 合并肥胖、高血压、高尿酸或肾病的糖尿病食谱示范

Part 4

妊娠糖尿病
食谱示范

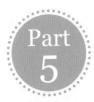

Part 5

食物定量和
推荐的菜肴

如何使用
本书的示范食谱

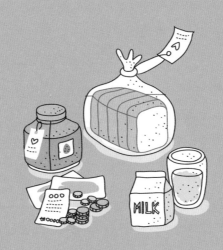

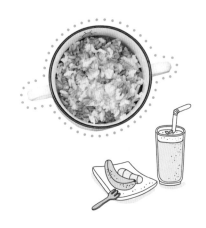

　　糖尿病患者每餐到底要吃哪些食物？每种食物吃多少？烹制成什么菜肴？本书的示范食谱就是回答这些问题的。但每个糖尿病患者的情况不尽相同，饮食显然也不能千篇一律，那么读者如何在本书15套示范食谱中找到适合自己参照的食谱呢？本书所有示范食谱的索引见表1-4，利用该索引找到适合自己参考的食谱大致分为四种情况，即普通糖尿病患者、想尽快减重的糖尿病患者、有并发症的糖尿病患者和妊娠糖尿病患者。

普通糖尿病患者

　　普通糖尿病患者要先利用下面的公式计算自己每日饮食对应的能量级别，从1400千卡到2250千卡不等，然后在表1-4索引中找到适合自己的食谱。计算公式如下：

　　总能量＝标准体重（千克）× 每日能量供给量（千卡／千克体重）

其中，

（男性）标准体重（千克）＝［身高（厘米）－100］×0.9

（女性）标准体重（千克）＝［身高（厘米）－100］×0.9–2.5

"每日能量供给量"根据表 1-1 选取。选取方法是先看"劳动活动强度"，再看体重，最后在表格中选定一个数值。比如，对于从事轻体力工作的人而言，如果体重正常（不胖不瘦），每日能量供给量就选 30 千卡 / 千克体重（25 ～ 30 均可）；如果超重或肥胖，每日能量供给量就选 25 千卡 / 千克体重（20 ～ 25 均可）。

"劳动活动强度"指平时体力工作或运动锻炼情况。一般办公室工作，比如教师、医生、司机、文秘、IT 人士、管理人员等的劳动活动强度都属于"轻"；从事负重（比如搬家公司）、煤矿、建筑领域的工人和专业运动员等人群的劳动活动强度都属于"重"；介于两者之间的属于"中"。

消瘦、正常体重和超重 / 肥胖的判断标准要用体质指数（BMI）来衡量。体质指数（BMI）的计算公式为：BMI= 体重（千克）÷ 身高（米）÷ 身高（米）。根据国家卫健委发布的成人体重判定标准，$18.5 \leqslant BMI < 24$ 为正常体重，$BMI < 18.5$ 为消瘦，$24 \leqslant BMI < 28$ 为超重，$BMI \geqslant 28$ 为肥胖。

表 1-1　成人糖尿病每日能量供给量（千卡 / 千克体重）

劳动活动强度	消瘦 （BMI < 18.5）	正常体重 （18.5 ≤ BMI < 24）	超重 / 肥胖 （BMI ≥ 24）
重	45 ～ 50	40	35
中	40	30 ～ 35	30
轻	35	25 ～ 30	20 ～ 25
休息中	25 ～ 30	20 ～ 25	15 ～ 20

注：引自国家卫生健康委员会《成人糖尿病患者膳食指导》（WS/T429—2013）。

假设有一位糖尿病患者张某，男性，50 岁，身高为 170 厘米，体重为 68 千克，劳动活动强度为轻。则其标准体重为 63 千克 [(170−100)×0.9=63]，其体质指数（BMI）约为 23.5（68÷1.70÷1.70≈23.5），属于正常体重。张某的"每日能量供给量"为 25 千卡 / 千克体重～30 千卡 / 千克体重，为计算方便，从中选 28.5 千卡 / 千克体重，则张某每日所需总能量为 63×28.5≈1800 千卡。这就是张某每日食谱的能量级别，查表 1-4 索引，他可以参考本书第二章的"1800 千卡一周食谱示范"。

如果读者计算出的总能量不是整百数值，可四舍五入选取近似的能量级别。总能量只是计算食谱能量的大致参考，没有必要也不可能绝对准确。在实践中，要先选定一个能量级别来安排食谱，吃一段时间（一两周）后再根据体重的变化和血糖控制情况加以调整，可能需适度增加或减少能量级别。

此外，本书设计了 15 套针对不同情况的糖尿病示范食谱，是不是一位读者只有一套适合的食谱，其他食谱就没用了呢？事实并非如此。且不说不同食谱中的食物或菜肴安排是可以互相参考或替换的，只要把主食和肉类、鱼虾、大豆制品的数量稍加调整，就可以把一个能量级别的食谱变成另一个能量级别的食谱，从而获得更多同一能量级别的示范食谱。关于糖尿病食谱主食和蛋白质食物的计算方法，可参阅我们编写的《边吃边算管理血糖》。

想尽快减重的糖尿病患者

"治糖先治胖"，肥胖的糖尿病患者要减重。这不但是管理血糖的重要原则，而且是一部分患者（病程 ≤ 5 年，没有其他严重问题）实现糖尿病缓解的核心关键。严格控制能量的平衡膳食是糖尿病患者减重的推荐方法之一，根据《中国超重 / 肥胖医学营养治疗指南（2021）》的建议，减重膳食每日能量摄入目标是女性 1000 千卡～1200 千卡、男性 1200 千卡～1400 千卡。因此，想尽快减重的糖尿病患者不必计算能量级别，直接参考本书第三章的"糖尿病合并肥胖患者 1200 千卡一周食谱示范"即可。

值得说明的是，对肥胖的糖尿病患者而言，按照身高、体重和劳动活动强度计算出的能量级别亦有减重作用，但很可能减重速度相对缓慢。1200 千卡食谱是减重相对较快的方案，尤其是在配合较多身体活动时。

合并高尿酸、高血压或肾病的糖尿病患者

当糖尿病患者合并高尿酸、高血压、糖尿病肾病（未透析）等特殊情况时，可以在表 1-4 索引中找到相应的参考食谱。受篇幅所限，本书只给出了适合这些特殊情况的 1800 千卡能量级别的示范食谱，其他能量级别的食谱要在 1800 千卡食谱基础上适当增减食物数量（主要是主食的量要调整，可以参考普通糖尿病患者不同能量级的主食量）。

糖尿病经常合并其他多种疾病，或对饮食有特殊要求，这些更复杂的情况超出了本书范围，建议找营养师等专业人员进行咨询指导。

妊娠糖尿病患者

妊娠糖尿病不能用上述公式计算总能量。妊娠糖尿病女性可以直接查表 1-2，找到适合的能量级别。其中，体质指数（BMI）的计算公式同上，但要注意使用怀孕之前的身高、体重数值。超重及肥胖的妊娠糖尿病患者（妊娠前 BMI ≥ 24），可根据体重增长状况、胎儿发育状况、血糖及酮体水平、运动状况等进行个体化能量设定。孕前肥胖者应适当减少能量摄入，但妊娠早期（0～12 周）每日能量摄入不应低于 1600 千卡，妊娠中

期（13～27周）和妊娠晚期（28周及以后）不应低于1800千卡 [中华医学会妇产科学分会《妊娠期高血糖诊治指南（2022）》]。

表1-2 妊娠糖尿病患者能量平均摄入量（千卡/日）

妊娠前体重	妊娠前 BMI	妊娠早期能量平均摄入量	妊娠中期能量平均摄入量	妊娠晚期能量平均摄入量
体重过轻	＜ 18.5	2000	2300	2450
正常体重	18.5≤BMI＜24.0	1800	2100	2250
超重/肥胖	≥24.0	1500	1800	1950

注：引自国家卫生健康委员会《妊娠期糖尿病患者膳食指导》（WS/T601—2018）。

本书第四章示范了1800千卡、2100千卡妊娠糖尿病食谱，以及2250千卡妊娠糖尿病控糖补血的食谱，都列在表1-4索引中。对妊娠糖尿病孕妇而言，饮食管理的一个核心是控制孕期体重增长速度。根据中华医学会妇产科学分会《妊娠期高血糖诊治指南（2022）》的建议，妊娠糖尿病孕妇孕期体重增长目标见表1-3，要根据怀孕之前胖瘦情况来确定。如果妊娠糖尿病出现更复杂的情况，也建议找营养师等专业人员进行咨询指导。

表1-3 我国孕妇妊娠期增重目标

妊娠前 BMI	总增长范围（kg）	妊娠早期增长（kg）	妊娠中晚期周体重增长（kg）
低体重（<18.5）	11.0～16.0	≤2.0	0.46（0.37～0.56）
正常体重（18.5≤BMI<24.0）	8.0～14.0	≤2.0	0.37（0.26～0.48）
超重（24.0≤BMI<28.0）	7.0～11.0	≤2.0	0.30（0.22～0.37）
肥胖（≥28.0）	≤9.0	≤2.0	≤0.30

注：BMI 表示体质指数，计算方法见上文。

使用糖尿病食谱的注意事项

餐次时间安排

对糖尿病饮食而言，定时定量是非常重要的。食谱安排要在早餐、午餐和晚餐三顿正餐的基础上，再有 2 ~ 3 次加餐，少量多餐有助于控制血糖。一般来说，早餐安排在 7：00 左右，上午加餐在 9：30 左右，午餐在 12：00 左右，下午加餐在 15：00 左右，晚餐在 18：30 点左右，晚加餐（如果有的话）在 20：30 左右。

食物生重和熟重的换算

本书食谱中所列食物重量大多数（面包等例外）指烹调之前生鲜的重量（生重），而不是指烹调过后的重量（熟重）。某种食物的生重和熟重可以通过"生熟比"进行换算。比如，100克大米可以做成220克米饭，即大米与米饭的生熟比是 1：2.2。可以用 1：2.2 这个比例把生米换算成米饭，或者把米饭换算成生米。吃 180 克米饭约相当于 80 克大米（180÷2.2=81.8）。关于常见食物的生熟比详见第五章。

一般来说，主食类和肉类食物的生熟比数值较大，必须进行换算；蛋类、大豆制品、坚果类食物的生重和熟重差别不大，可以不换算；奶类、水果或加工食品（比如面包）不存在生重和熟重换算问题；蔬菜类食物一般直接称量生重即可，没必要换算成熟重。

区别食物净重和毛重

不论食物的生重还是熟重，都要注意净重和毛重是不同的。比如，核桃带壳称是毛重，去掉壳称核桃肉是净重。毛重 100 克的核桃大约有 43 克核桃肉（毛重与净重的具体比例与核桃品种和大小有关）。本书食谱中所列食物重量指食物的净重，又叫"可食部"，也就是去掉皮、壳、骨头等不可食用部分之后真正摄入体内的重量。

在实践中，比较方便的做法是直接称量处理好的、生食物的可食部，但有的食物（比如鸡翅、排骨、鱼虾）很难直接称量其可食部，因为确切的可食部重量要在吃完后称量，再按生熟比换算，实在太烦琐了，这时建议按其可食部的经验性比例进行估算。常见食物可食部的经验性估算比例见第五章。

食物定量

食谱中各种食物的定量是执行食谱的关键。直接用厨房电子秤称量食物的重量即可，但很多人不习惯这种做法，那就只能凭经验估算。比如，一个鸡蛋的重量按可食部 50 克估算；一把或一捧绿叶蔬菜是 100 克，一个中等大小的苹果是 200 克。然而，要给出靠谱的估算也得有一定的称重经验，从不称量食物重量的人很难估算食物重量。

同类食物可以替换

本书所列食谱是示范性的，也就是说，不一定非得原封不动、一样不差地照做，毕竟很多食材受地域性和季节性限制，有时可能买不到，或者有人不喜欢吃。这时可以替换为其他食材，但最好替换同类食材，即蔬菜替换蔬菜，水果替换水果，主食替换主食，奶类替换奶类，蛋白质食物（鱼、肉、蛋类）替换蛋白质食物，而且替换时的重量也要相等或相当。本书第五章给出了食物替换的大致参考。

简单的厨艺

本书所列食谱中的菜肴做法简单，无须复杂烹调过程，但总归还是要有一些基本的厨艺才行，如简单的炒（爆锅）、炖、煮、蒸、和面发酵等。在本书的每套食谱中，我们都示范或介绍了一部分菜肴的制作方法，读者可以参考这些图片或文字说明。本书第五章给出了 97 种菜肴的制作方法。

会看加工食品营养成分表

正如我们的日常饮食离不开一定比例的加工食品一样，本书所列食谱有时也会用到加工食品。购买加工食品时，除生产日期、保质期和价格等一般信息外，还要注意产品配料表和营养成分表，要了解是否添加了糖，原料是否有粗杂粮，碳水化合物含量是多少，脂肪含量是否太高等。

Part 2

普通糖尿病
食谱示范

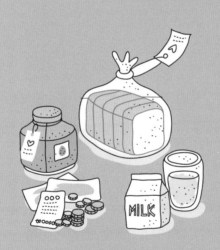

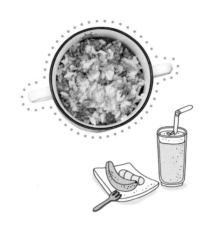

1400 千卡一周食谱示范

1400 千卡食谱适用于要减重的男性糖尿病患者，配合足够的运动量可以快速减轻体重，有助于肥胖、病程短（≤ 5 年）的男性患者缓解糖尿病。其他经过计算每日总能量级别为 1400 千卡的糖尿病患者也适用该食谱。

一周食谱按照"3+2"模式（3 次正餐、2 次加餐）设计，各类食物平均每天大致摄入量是主食 165 克、蔬菜 540 克、水果 125 克、肉类和鱼虾 100 克、鸡蛋一个（50 克）、大豆 25 克（或相当的大豆制品）、奶类 300 克、食用油 25 克、盐 5 克。每天具体食物安排见表 2-1 ～表 2-7，供读者参考。

一周食谱营养素分析评价见表 2-8，供读者进一步了解食谱营养内涵。平均每天能量摄入 1414 千卡，碳水化合物供能比为 50%；蛋白质 68.9 克，供能比为 20%；脂肪供能比为 30%。三餐供能比分别为 33%、35%、32%。

表 2-1 1400 千卡一周食谱示范（周一）

餐次	菜肴名称	配料	用量（g）	油用量（g）
早餐*	全麦紫薯花卷	全麦面粉	30	
		紫薯	25	
	芝麻碎拌西生菜	西生菜	100	4
		芝麻	5	
		水发木耳	20	
	煎太阳蛋	鸡蛋	50	4
	牛奶	脱脂牛奶	180	
上午加餐*	水果	樱桃	150	
午餐*	燕麦米饭	燕麦	25	
		大米	25	
	蒜茸小白菜	小白菜	60	4
		木耳	30	
		胡萝卜	10	
	芫荽炒牛肉	芫荽	20	3
		牛肉	50	
	蟹足棒蛋花汤	蟹足棒	20	3
		鸡蛋	30	
		黄瓜	30	
下午加餐*	酸奶	不加糖酸奶	150	
晚餐*	鸡胸肉蔬菜全麦卷饼	全麦面粉	50	4
		鸡胸肉	30	
		紫生菜	30	
		紫甘蓝	30	
		黄瓜	20	
	豆豉莜麦菜	莜麦菜	80	2
		豆豉	20	
		腰果	10	
	丝瓜魔芋鲜虾汤	鲜虾	20	2
		丝瓜	50	
		木耳	10	
		魔芋	20	

注 *：早、午、晚三餐和加餐的照片及点评见图 2-1 ～图 2-6。

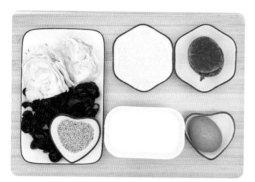

图 2-1　1400 千卡食谱周一早餐原料

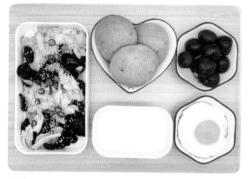

图 2-2　1400 千卡食谱周一早餐和上午加餐

点评：糖尿病患者每一餐都要吃些蔬菜，早餐也不例外。芝麻碎拌西生菜制作简单方便，将西生菜和木耳焯水后拌上蚝油、芝麻碎，淋上少许海鲜汁即可。全麦紫薯花卷就是蒸熟的紫薯与全麦面粉混合发酵做成花卷。建议一次多做一些花卷，冷冻保存在冰箱里，食用前彻底加热即可。牛奶和煎蛋是蛋白质食物，与主食类搭配食用，有助于降低一整餐的餐后血糖。

上午加餐选择血糖生成指数（GI）低的樱桃作为两餐之间的补充，辅助稳定血糖。樱桃的季节性比较强，买不到时可以用桃、李子、柚子、杏、橘子等 GI 较低的水果替代。

午餐和下午加餐食谱

点评：燕麦的 GI 很低，是最适合糖尿病患者食用的食材之一。燕麦米饭中大米和燕麦各占一半，燕麦比例越高对餐后血糖越好，但对于消化功能较弱的人，燕麦的数量要由少到多逐渐增加。市面上还可以买

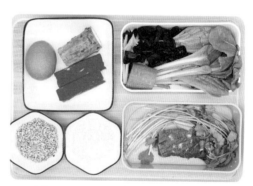

图 2-3　1400 千卡食谱周一午餐原料

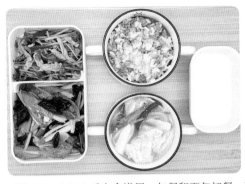

图 2-4　1400 千卡食谱周一午餐和下午加餐

到燕麦米，需要提前冷水浸泡 6 ～ 8 小时，或者燕麦先煮开 15 分钟再与大米混合做饭。小白菜适合用蒜茸清炒，可保持小白菜清香的味道。牛瘦肉是高蛋白、低脂肪食材，在补充蛋白质的同时有利于控制一餐总能量。蟹足棒蛋花汤味道鲜美，可增强一餐的饱腹感。

不加糖酸奶是糖尿病患者最理想的加餐之一，选购时要注意查看酸奶的配料表，选不加糖的。

晚餐食谱点评： 蔬菜卷饼是增加蔬菜摄入的好方法。鸡胸肉蔬菜全麦卷饼的制作方法很简单，先用少许油烙饼，将事先腌制好的鸡胸肉煎熟，搭配自己喜欢的蔬菜一起卷着吃即可，生的或熟的蔬菜均可。卷饼配汤，促进食欲。丝瓜魔芋鲜虾汤，就是在鲜虾丝瓜汤中加入一些魔芋丝，不但好吃，更有利于控制餐后血糖。这道汤品的烹制方法见第五章推荐的菜肴 66。因为晚餐主食量偏少，所以多搭配一些蔬菜，增强饱腹感。这种吃法尤其适合晚餐后血糖不理想、晨起后空腹血糖偏高的糖尿病患者。

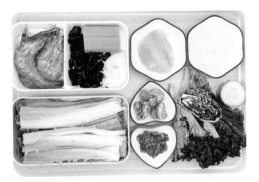

图 2-5　1400 千卡食谱周一晚餐原料

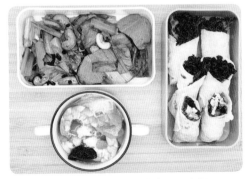

图 2-6　1400 千卡食谱周一晚餐

表2-2　1400千卡一周食谱示范（周二）

餐次	菜肴名称		配料	用量（g）	油用量（g）
早餐	贝果 鸡蛋蔬菜 沙拉*	贝果	全麦面粉	20	7
			小麦面粉	20	
		配菜	苦菊	30	
			洋葱丝	15	
			西红柿片	30	
			彩椒	20	
			鸡蛋	50	
	牛奶		纯牛奶	180	
上午加餐	水果		蓝莓	120	
午餐	红豆米饭*		红豆	25	
			大米	25	
	三色鸡丁		鸡胸肉	50	3
			豌豆粒	15	
			玉米粒	20	
			胡萝卜丁	20	
	西红柿炒西蓝花		西红柿	50	4
			西蓝花	80	
			胡萝卜	20	
	白灼西生菜		西生菜	80	
下午加餐	杏仁片酸奶		杏仁	10	3
			不加糖酸奶	100	
晚餐	藜麦米饭*		藜麦	25	
			大米	25	
	柠檬三文鱼*		三文鱼	60	4
			洋葱丝	30	
	茄汁豆腐汤		西红柿	30	2
			南豆腐	40	
			娃娃菜	30	
			魔芋丝	20	
	白灼芥蓝		芥蓝	80	4

注：①贝果鸡蛋蔬菜沙拉是在贝果中加入苦菊、洋葱丝、西红柿片、彩椒、鸡蛋等，制作快捷方便，少油少盐，口味清新，饱腹感强，特别适合糖尿病患者作为早餐

食用。贝果看起来有点像甜甜圈，制作时不加油和糖，可以去面包店买，也可以自己在家用烤箱制作。贝果鸡蛋蔬菜沙拉的做法见第五章推荐的菜肴82。

②红豆米饭是特别适合糖尿病患者的主食，因为红豆的GI很低，按照1:1的比例与大米混合做成红豆米饭的GI也明显低于白米饭，有助于控制餐后血糖。红豆要提前浸泡8～10小时，或者提前煮20分钟之后再与大米混合做饭。藜麦米饭也是特别适合糖尿病患者的主食，藜麦无须浸泡，按照1:1或1:2的比例与大米混合做饭即可（藜麦提前浸泡半小时或1小时，口感更好）。

③柠檬三文鱼可煎可烤，具体做法见第五章推荐的菜肴38。还可以将三文鱼汆水后放入茄汁豆腐汤这道菜中，做成茄汁三文鱼豆腐汤。

表2-3　1400千卡一周食谱示范（周三）*

餐次	菜肴名称	配料	用量（g）	油用量（g）
早餐	玉米面发糕	玉米面	25	
		小麦面粉	25	
	凉拌苦瓜佐酸奶	苦瓜	80	4
		彩椒丝	20	
		魔芋丝	20	
		酸奶	150	
	海带蛋卷	鸡蛋	50	3
		海带	3	
上午加餐	水果	草莓	120	
午餐	糙米饭	糙米	25	
		大米	25	
	辣炒护心肉	尖椒	40	3
		木耳	20	
		护心肉	40	
	什锦烩豆腐	豆腐	40	4
		金针菇	20	
		笋丝	20	
		彩椒丝	20	
		木耳丝	20	
	白灼菜心	菜心	80	3
下午加餐	牛奶	脱脂牛奶	150	

餐次	菜肴名称	配料	用量（g）	油用量（g）
晚餐	玉米糙饭	玉米糙	30	
		大米	30	
	茄汁海虾	海虾	60	2
		银耳	2	
		木耳（发）	10	
		西红柿	30	
	素炒四丝*	秋葵丝	40	2
		干豆腐丝	30	
		胡萝卜丝	20	
		魔芋丝	20	
	蒜香豇豆	豇豆	80	4

注*：①今日食谱的蔬菜看起来有点复杂，但有些蔬菜可以一次性备齐，然后在制作每餐菜肴时随时搭配其中，比如彩椒、魔芋、木耳等，既可以加入午餐的什锦烩豆腐中，也可以加入晚餐的素炒四丝中。这样一来，即便是略有雷同的食材，也可搭配出不同的菜肴，避免单调。

②三餐主食分别是玉米面发糕、糙米饭、玉米糙饭，粗杂粮或全谷物与白米或白面粉的比例都是1∶1，主食有较高比例的全谷物或粗杂粮是控糖的关键之一。

③加餐可以选血糖生成指数（GI）较低的水果，如草莓、橘子等。牛奶或酸奶也适合作为加餐食用。为了控制能量和糖的摄入，推荐脱脂牛奶和不加糖酸奶。

④推荐素炒四丝这道增加蔬菜摄入的菜肴，其主要原料是秋葵丝、干豆腐丝、胡萝卜丝和魔芋丝。秋葵、魔芋丝是控糖的"明星"食材，再加上干豆腐丝，又丰富了蛋白质的摄入，营养丰富，饱腹感强。素炒四丝的烹制方法见第五章推荐的菜肴95。

表2-4　1400千卡一周食谱示范（周四）

餐次	菜肴名称	配料	用量（g）	油用量（g）
早餐	玉米饼*	玉米面	25	
		小麦面粉	25	
	秋葵蒸蛋羹*	秋葵	20	3
		鸡蛋	50	
	胡萝卜拌西芹	西芹	50	3
		胡萝卜	20	
	牛奶	脱脂牛奶	150	

餐次	菜肴名称	配料	用量（g）	油用量（g）
上午加餐	水果	桃子	150	
午餐	燕麦米饭	燕麦	25	
		大米	25	
	茭白炒肉丝	茭白	80	5
		猪里脊肉	45	
	菠菜木耳炒魔芋丝	菠菜	60	5
		魔芋丝	50	
		木耳	30	
下午加餐	酸奶	不加糖酸奶	150	
晚餐	虾仁炒意大利面*	虾仁	45	4
		西红柿	40	
		洋葱	30	
		意大利面	50	
	海带豆腐汤	海带	50	2
		豆腐	50	
		香菜	5	
	香菇扒油菜	香菇	50	4
		油菜	80	

注*：①玉米面、玉米糁、玉米糙等都是血糖生成指数（GI）较低的食材，不论是做成玉米面饼子、二合面馒头（玉米面＋小麦粉），还是做成玉米糙饭、玉米粥等，都适合糖尿病患者食用。

②秋葵蒸蛋羹的做法见第五章推荐的菜肴81。秋葵含有很多黏性、可溶性膳食纤维，吃起来有黏糊糊、滑溜溜的口感。这些膳食纤维在小肠内无法消化吸收，还会干扰葡萄糖和胆固醇的吸收，从而有助于降低餐后血糖和血脂。

③与玉米饼和燕麦米饭不同，意大利面（通心面）并不属于全谷物或粗杂粮，但因为原料和工艺较特殊，其血糖生成指数（GI）较低，只有45，远低于普通面条（GI为82），加入虾仁、西红柿和洋葱，烹制成虾仁炒意大利面食用，其GI会进一步降低，很适合糖尿病患者。可以说意大利面（通心面）是百里挑一的控糖主食。虾仁炒意大利面的烹制方法见第五章推荐的菜肴11。

表2-5 1400千卡一周食谱示范（周五）

餐次	菜肴名称	配料	用量（g）	油用量（g）
早餐	蔬菜蛋炒杂粮饭 *	糙米饭	50	5
		鸡蛋	50	
		胡萝卜	10	
		黄瓜	20	
		洋葱	10	
	西红柿炒圆白菜	西红柿	40	3
		圆白菜	40	
	牛奶	脱脂牛奶	150	
上午加餐	水果	柚子	150	
午餐	全麦馒头	全麦面粉	50	
	彩椒炒牛肉粒 *	彩椒	30	3
		牛里脊肉	50	
	芹菜炒茭白	芹菜	70	2
		茭白	40	
	白灼菜心	菜心	80	2
下午加餐	牛奶	纯牛奶	150	
晚餐	藜麦饭	藜麦	25	
		大米	25	
	三文鱼炖豆腐 *	三文鱼	60	4
		豆腐	60	
	上汤苋菜	苋菜	80	3
	手撕杏鲍菇	杏鲍菇	80	3
		胡萝卜	20	

注 *：①普通白米蛋炒饭并不适合糖尿病患者食用。先用糙米（需浸泡6～8小时）做成米饭（用其他杂粮米饭亦可），然后配合较多蔬菜（胡萝卜、洋葱、黄瓜等）做成蔬菜蛋炒杂粮饭，适合糖尿病患者食用。

②彩椒炒牛肉粒的做法见第五章推荐的菜肴57。彩椒富含胡萝卜素、维生素 C、钾和膳食纤维。牛里脊肉是高蛋白、低脂肪的食材，富含维生素 A、维生素 B$_1$、铁、锌等微量营养素。

③三文鱼是最值得推荐的食物之一，其富含 DHA、EPA 等 ω-3 型多不饱和脂肪酸，对血脂、血压都有好处。三文鱼也是含维生素 D 最多的食物之一，对骨骼健康有益。三文鱼肉是橘红色的，其橘红色主要来自虾青素，虾青素具有超强的抗氧化能力。三文鱼可蒸、可煮、可炖、可煎、可烤。三文鱼炖豆腐的烹制方法见第五章推荐的菜肴32。

表2-6 1400千卡一周食谱示范（周六）

餐次	菜肴名称	配料	用量（g）	油用量（g）
早餐	全麦三明治*	全麦面包	80	5
		鸡蛋	50	
		西红柿	30	
		黄瓜	30	
		生菜	10	
	水果	圣女果	50	
	牛奶	纯牛奶	150	
上午加餐	水果	橘子	120	
午餐	二米饭*	大米	30	
		小米	30	
	肉末豇豆	猪肉	45	3
		豇豆	80	
	开阳白菜	大白菜	80	4
		香菇	20	
		干海米	1	
	海鲜菇豆腐汤	海鲜菇	40	3
		豆腐（南）	40	
		香菜	5	
下午加餐	牛奶	脱脂牛奶	150	
晚餐	二米饭*	小米	30	
		大米	30	
	清蒸小黄花鱼	黄花鱼	45	3
	韭菜炒香干	韭菜	70	3
		豆腐干	40	
	木耳炒菠菜	菠菜	80	4
		木耳	20	

注*：①购买制作全麦三明治所用的全麦面包时，要注意看产品配料表，全麦粉排在配料表第一位（占比例最大）的最好，排第二位的次之，排第三位、第四位的全麦面包不要购买。如果有条件，可以在家里用面包机自制全麦面包。全麦三明治中的蔬菜（黄瓜、西红柿、生菜等）尽量多一些。

②午餐和晚餐的主食都是二米饭（小米与大米的比例为1：1），这是为了方便烹调。午餐一次多做一些二米饭，留出来晚上继续食用。甚至还可以一次做更多，然后用食物秤称量好每份重量，将其装在密封袋里冷冻保存，下次直接用微波炉加热食用即可。

③午餐和晚餐都由主食加一荤两素组成，提供的能量基本相当，所以可将任意一餐安排在午餐，另外一餐安排在晚餐。

表 2-7　1400 千卡一周食谱示范（周日）

餐次	菜肴名称	配料	用量（g）	油用量（g）
早餐	全麦鸡蛋蔬菜饼 *	全麦面粉	50	3
		鸡蛋	50	
		圆白菜	40	
	海带丝拌干豆腐丝	海带丝	50	2
		干豆腐丝	15	
	牛奶	脱脂牛奶	150	
上午加餐	牛奶燕麦片	脱脂牛奶	150	
		燕麦片	20	
午餐	黑米饭	黑米	30	
		大米	30	
	番茄龙利鱼	西红柿	80	3
		龙利鱼	45	
	芹菜炒腐竹	芹菜	70	4
		腐竹	10	
	蒜茸炒茼蒿	茼蒿	80	3
下午加餐	坚果	腰果	10	
	水果	圣女果	80	
晚餐	黑米饭	黑米	30	
		大米	30	
	蒜薹炒肉	蒜薹	70	4
		猪肉	45	
	鸭血菌菇汤 *	鸭血	20	3
		蘑菇	20	
		娃娃菜	30	
		魔芋丝	20	
	素炒银芽	绿豆芽	80	3
	牛奶	脱脂牛奶	150	

注 *：①全麦鸡蛋蔬菜饼是把主食（全麦面粉）、蔬菜（圆白菜）和蛋白质食物（鸡蛋）混合制作，一起食用，不但营养全面，而且降低血糖生成指数（GI），对餐后血糖格外友好。具体制作方法见第五章推荐的菜肴 22。

②鸭血菌菇汤的主料是鸭血，配料特意多加了一些蘑菇、娃娃菜、魔芋丝等。汤品中多加蔬菜，也是糖尿病患者增加蔬菜摄入的好办法。这道汤品的烹制方法见第五章推荐的菜肴 70。

表 2-8　1400 千卡一周食谱综合评价

指标	实际摄入量	推荐摄入量	实际摄入量达到推荐摄入量百分比
能量及核心营养素摄入量			
能量（kcal）	1414	1400	100%
碳水化合物供能比（%）	50%		
碳水化合物（g）	178.1		
蛋白质供能比（%）	20%	15% ~ 20%	
蛋白质（g）	68.9	1.2g/kg ~ 1.5g/kg	
脂肪供能比（%）	30%	≤ 35%	
脂肪（g）	47.7		
维生素矿物质营养素摄入量			
维生素 A（μg）	616	800	77%
维生素 C（mg）	139.4	100	139%
维生素 D（ug）	9.8	10	98%
叶酸（ug）	382.3	400	95.6%
维生素 B_1（mg）	0.86	1.2	72%
维生素 B_2（mg）	1.14	1.2	95%
钙（mg）	863	800	108%
铁（mg）	20.5	12	171%
锌（mg）	8.77	12.5	70%
硒（ug）	46.05	60	77%
镁（mg）	395	330	120%
三餐供能比（%）			
早餐及上午加餐	33%	30% ~ 35%	
午餐及下午加餐	35%	30% ~ 35%	
晚餐	32%	30% ~ 35%	

评价结论

❶ 能量和碳水化合物、蛋白质、脂肪的摄入量符合减重糖尿病患者需要。

❷ 维生素 D、维生素 C、维生素 B_2、叶酸、钙、铁、镁等均达到推荐量的 90% 以上，能够充分满足糖尿病患者的营养需要。

❸ 维生素 A、维生素 B_1、锌、硒略有不足，建议通过营养补充剂适量补充。

❹ 食谱中食材种类多样、齐全（日均摄入 20 种以上食材），其数量兼顾营养素、饱腹感和血糖控制，突出了全谷物／粗杂粮、蔬菜、菌藻类和奶类摄入量，多次食用魔芋制品，肉类、鱼虾、蛋类和大豆制品摄入量亦有保证。

❺ 三餐能量分配合理，供能比合理。加餐多采用奶类（脱脂牛奶或不加糖酸奶）、坚果及 GI 较低的水果。

❻ 烹调油推荐使用橄榄油、茶籽油、亚麻籽油、香油等多种植物油，全天 25 克；建议使用低钠高钾盐，全天用量不超过 5 克。

1500 千卡一周食谱示范

1500 千卡食谱适用于身高在 158 厘米左右、体形正常（不胖不瘦）、从事轻体力工作的女性糖尿病患者，或者身高在 169 厘米左右、肥胖、从事轻体力工作的女性糖尿病患者，以及其他经过计算每日总能量级别为 1500 千卡的糖尿病患者。

一周食谱按照"3+2"模式（3 次正餐、2 次加餐）设计。各类食物平均每天大致摄入量是主食 180 克、蔬菜 525 克、水果 135 克、肉类和鱼虾 120 克、鸡蛋 50 克、大豆 25 克（或相当的大豆制品）、奶类 285 克、烹调油 24 克、盐 5 克。每天具体食物安排见表 2-9～表 2-15，供读者参考。

一周食谱营养素分析评价见表2-16，供读者进一步了解食谱的营养内涵。平均每天能量摄入1505千卡，碳水化合物供能比为49%；蛋白质75.6克，供能比为20%；脂肪供能比为31%。三餐供能比分别为34%、35%、31%。

表2-9 1500千卡一周食谱示范（周一）

餐次	菜肴名称	配料	用量（g）	油用量（g）
早餐*	红豆黑米饭	大米	20	
		黑米	15	
		红小豆	10	
	香葱窝蛋	鹌鹑蛋	50	2
	菠菜木耳拌魔芋丝	水发木耳	20	5
		菠菜	50	
		胡萝卜	20	
		魔芋丝	30	
	五谷豆浆	红小豆	5	
		黄豆	5	
		紫米	10	
上午加餐*	花生鲜奶	花生	10	
		脱脂牛奶	150	
午餐*	肉末茄子焖面	茄子	60	5
		猪里脊肉	30	
		胡萝卜	20	
		全麦面粉	60	
	捞汁素什锦	金针菇	30	3
		胡萝卜	20	
		海带	30	
		苦菊	20	
		秋葵	10	
	菠菜猪肝汤	菠菜	50	2
		魔芋丝	20	
		猪肝	30	
下午加餐*	草莓奶昔	脱脂牛奶	150	
		草莓	100	

餐次	菜肴名称	配料	用量（g）	油用量（g）
晚餐*	红豆糙米饭	大米	35	
		红小豆	10	
		糙米	10	
	虾仁豆腐	虾仁	60	4
		豆腐	40	
	彩椒炒西芹	西芹	80	2
		彩椒	30	
	油菜炒鹿茸菌	油菜	80	3
		鹿茸菌	20	

注*：早、午、晚三餐和加餐的照片及点评见图 2-7 ～图 2-12。

早餐和上午加餐食谱点评：红豆是特别适合血糖管理的主食，既富含蛋白质、B 族维生素、钾、铁、硒等，又富含膳食纤维和多酚类抗氧化物质，而且 GI 很低。红豆可以与大米、黑米等混合做饭或煮粥。红豆需要提前浸泡 8 ～ 10 小时。

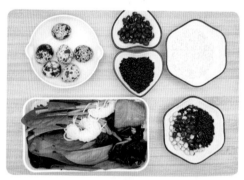

图 2-7　1500 千卡食谱周一早餐原料

菠菜木耳拌魔芋丝包含的三种食材都是很值得推荐的。菠菜是营养丰富的绿叶菜之一，富含 β - 胡萝卜素、维生素 C 和膳食纤维；木耳中含有木耳多糖，对预防心脑血管疾病有益；魔芋含有较多葡甘露聚糖，这是一种可溶性膳食纤维，在小肠能抑制葡萄糖吸收速度，从而抑制餐后血糖。三者放在一起，可以凉拌，也

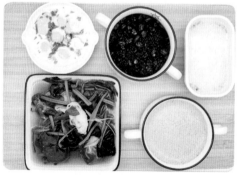

图 2-8　1500 千卡食谱周一早餐和上午加餐

可以清炒。这道菜的做法见第五章推荐的菜肴88。

午餐和下午加餐食谱

点评：很多糖尿病患者不敢
吃面条，因为普通面条会让餐
后血糖快速升高。但如果用全
麦面粉自制面条，或购买全麦
面条、荞麦面条，再搭配较多
蔬菜（茄子、胡萝卜等）和蛋
白质食物（肉末）一起做成焖
面，其血糖生成指数（GI）就
降低很多，适合糖尿病患者
食用。肉末茄子焖面的做法
见第五章推荐的菜肴18。不
但焖面里要放蔬菜，吃焖面
时还要另外搭配蔬菜——捞汁
素什锦。捞汁素什锦所用的
金针菇、海带、苦菊、秋葵等

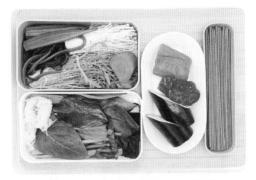

图2-9　1500千卡食谱周一午餐原料

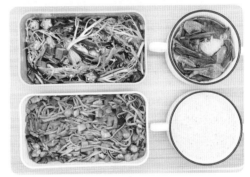

图2-10　1500千卡食谱周一午餐和下午加餐

都是含膳食纤维较多的蔬菜，进一步抑制餐后血糖升高速度，还可增强饱
腹感。

下午加餐选用的草莓不但含糖量较低，血糖生成指数（GI）也较低，
仅为40，与脱脂牛奶混合做成草莓奶昔，既可以缓解两餐之间的饥饿
感，又有利于维持餐后血糖平稳。如果不方便做成奶昔，二者单独食用
亦可。

晚餐食谱点评：糖尿病患者尽量不要吃白米饭，要吃大米与全谷物
或粗杂粮混合烹制的杂粮米饭，比如红豆糙米饭。其中大米约占原料重量

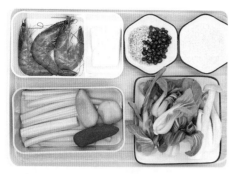

图 2-11　1500 千卡食谱周一晚餐原料

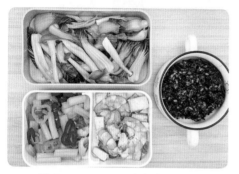

图 2-12　1500 千卡食谱周一晚餐

的 2/3，其余 1/3 为红豆和糙米。当然，大米的比例还可以更低一些，降至 1/2 左右。红豆可以换成等量的绿豆、扁豆、芸豆、花豆等。这些豆子都需要提前浸泡 8 ~ 10 小时。糙米也需要提前浸泡 6 ~ 8 小时。

　　这一餐的虾仁豆腐能够提供约 15 克优质蛋白。两个素菜彩椒炒西芹和油菜炒鹿茸菌提供 200 多克蔬菜。粗细搭配的主食，加上蛋白质食物和蔬菜的组合，构成了糖尿病患者每餐营养搭配的模板。

表 2-10　1500 千卡一周食谱示范（周二）

餐次	菜肴名称	配料	用量（g）	油用量（g）
早餐	时蔬荞麦面 *	荞麦面	50	4
		西红柿	40	
		香菇	20	
		菠菜	40	
	炝拌绿豆芽	绿豆芽	40	4
		彩椒	40	
	牛奶	脱脂牛奶	150	
	五香鹌鹑蛋	鹌鹑蛋	50	
上午加餐	水果	橙子	100	
午餐	燕麦米饭	糙米	20	
		燕麦	20	
		大米	20	
	黑胡椒鸡腿 *	鸡腿	50	3
		胡椒粉	3	

餐次	菜肴名称	配料	用量（g）	油用量（g）
	茶树菇炒茄条	茶树菇	20	5
		茄子	30	
		彩椒	20	
	蒜茸西蓝花	西蓝花	80	2
下午加餐	牛奶	脱脂牛奶	150	
晚餐	虾仁白菜包子	全麦面粉	50	3
		虾仁	40	
		大白菜	50	
	酸辣汤*	水发木耳	20	3
		黄花菜	10	
		香菜	10	
		金针菇	30	
		南豆腐	30	
	温拌青笋片	莴笋	80	1
		腰果	15	

注*：①荞麦面血糖生成指数（GI）较低，再加上菠菜、香菇、西红柿等蔬菜，有助于控制餐后血糖。

②黑胡椒鸡腿在制作时要将鸡腿的外皮去掉，腌制后轻煎，用黑胡椒调味，可以少放一些盐，有助控制食盐摄入量，做到低盐饮食。

③酸辣汤中要加入较多新鲜蔬菜，包括木耳、金针菇、黄花菜等含膳食纤维较多的蔬菜，有助于控制餐后血糖。糖尿病患者的汤品都应有意多加一些蔬菜，以增加蔬菜摄入量。酸辣汤的具体做法见第五章推荐的菜肴85。

表 2-11　1500 千卡一周食谱示范（周三）

餐次	菜肴名称	配料	用量（g）	油用量（g）
早餐	西葫芦鸡蛋饼*	全麦面粉	50	2
		鸡蛋	50	
		胡萝卜	10	
		西葫芦	50	
	小白菜豆腐汤	北豆腐	60	3
		小白菜	80	
		水发木耳	15	
	酸奶	不加糖酸奶	100	

餐次	菜肴名称	配料	用量（g）	油用量（g）
上午加餐	牛奶	脱脂牛奶	200	
午餐	藜麦红豆米饭*	大米	30	
		红小豆	10	
		藜麦	20	
	葱爆牛肉	牛里脊肉	50	3
		洋葱	30	
	清炒双花	西蓝花	55	4
		菜花	50	
		胡萝卜	15	
	杂菌汤	香菇	60	3
		平菇	40	
		香菜	20	
下午加餐	水果	苹果	150	
晚餐	全麦豆沙包*	全麦面粉	40	
		红小豆	25	
	西芹腰果炒百合	西芹	80	4
		腰果	10	
		百合	10	
	黑鱼豆腐汤	黑鱼	50	2
		南豆腐	30	
	新派大拌菜	苦菊	20	2
		圣女果	20	
		紫甘蓝	25	
		彩椒	20	

注*：①西葫芦鸡蛋饼又叫"锅塌子""糊塌子"，是老北京的一种特色小吃，做起来非常方便，味道鲜美。把嫩绿的西葫芦擦成细丝，放入鸡蛋、全麦面粉，调成稀面糊，在不粘锅里烙熟即可。其实做这种摊饼放什么菜都可以，比如菠菜、土豆、胡萝卜等。西葫芦鸡蛋饼的做法见第五章推荐的菜肴24，这种混入蔬菜的面食对餐后血糖格外有益。

②藜麦红豆米饭是在红豆米饭的基础上又加了藜麦，大米占1/2，红豆和藜麦共占1/2。藜麦是一种营养价值很高的主食类食材，富含蛋白质、钾、钙、铁、B族维生素和维生素E等，尤其是膳食纤维含量高达7%，高于其他全谷物或粗杂粮。藜麦对防治糖尿病、心血管病等慢性病有不俗的表现。

③全麦豆沙包要自己在家制作，而不是外出购买。自己制作可以选用真正的全麦

面粉，豆沙也更名副其实。市面上出售的豆沙包或豆沙一般都去除了豆皮，损失了不少膳食纤维和维生素，有些还额外添加淀粉和糖。全麦豆沙包的做法见第五章推荐的菜肴8。自己在家制作豆沙可以用高压锅把红豆煮烂后捣碎，保留外皮，营养价值更高，稳定血糖效果也更好。

表2-12　1500千卡一周食谱示范（周四）

餐次	菜肴名称	配料	用量（g）	油用量（g）
早餐*	牛奶燕麦粥	燕麦片	25	
		纯牛奶	150	
	全麦面包	全麦面包	50	
	五香鹌鹑蛋	鹌鹑蛋	50	
	豉油娃娃菜	娃娃菜	100	6
		胡萝卜	10	
		魔芋丝	20	
上午加餐	牛奶	纯牛奶	150	
午餐*	红豆米饭	大米	35	
		红小豆	20	
	煎烤牛排	牛肉	40	5
	白蛤海带豆腐汤	大白菜	60	3
		豆腐	60	
		蛤蜊	30	
		海带	20	
	橙味紫甘蓝	紫甘蓝	80	2
下午加餐	水果	橙子	150	
晚餐*	什锦包子	全麦面粉	50	4
		水发木耳	20	
		魔芋丝	40	
		香菇	30	
		圆白菜	40	
		北豆腐	20	
	小米藜麦粥*	小米	15	
		藜麦	10	
	酱牛肉	牛腱肉	50	
	白灼菜心	菜心	100	4

注*：①如果想吃一顿方便、快捷的控糖早餐，那么"牛奶+蛋类+燕麦片/全麦

面包"组合当仁不让是首选,再加上一些蔬菜,堪称完美。燕麦片可以直接泡在牛奶里,无须任何烹调就做成了牛奶燕麦粥。燕麦中的 β-葡聚糖能提供黏度,获得粥的口感。β-葡聚糖是一种可溶性膳食纤维,有助于控制餐后血糖和血脂。不过,在选购燕麦片时,要注意产品配料表,只买纯燕麦片,不要买添加了其他谷物(如糯米、大米、玉米等)或糖、油的"营养麦片""早餐麦片""果味麦片"等。

②多吃一些蔬菜有助于控制血糖,这很多人都知道,但很少有人知道,每餐都搭配一些蛋白质食物(鱼、肉、蛋、奶和大豆制品)也有助于控制餐后血糖。该食谱中牛奶、鹌鹑蛋、豆腐、蛤蜊、牛排、酱牛肉等都是典型的高蛋白食物,均匀分配在早、午、晚三餐中。进餐时,应该按照先吃蔬菜和蛋白质食物,最后吃主食的顺序进行。

③小米藜麦粥的做法见第五章推荐的菜肴6。

表2-13 1500千卡一周食谱示范(周五)

餐次	菜肴名称	配料	用量(g)	油用量(g)
早餐	燕麦杂粮粥*	燕麦	20	3
		糙米	20	
		大米	10	
	黄瓜拌鸡丝	黄瓜	50	
		鸡胸脯肉	40	
		胡萝卜	20	
	清炒黑豆苗	黑豆苗	80	2
		花生仁	10	
	酸奶	不加糖酸奶	150	
上午加餐	牛奶	低脂牛奶	150	
午餐*	藜麦米饭	藜麦	20	
		大米	35	
	蒜泥蒸茄子	茄子	80	2
		香菜	20	
	水煮肉片	牛里脊肉	50	5
		油菜	60	
		黄豆芽	30	
	丝瓜蛋花汤	丝瓜	40	2
		鸡蛋	30	
下午加餐	水果	苹果	150	

餐次	菜肴名称	配料	用量（g）	油用量（g）
晚餐	虾仁彩椒盖饭	大米	35	5
		糙米	35	
		虾仁	50	
		彩椒	30	
		芦笋	30	
		鸡蛋	30	
	鸡刨豆腐	豆腐	60	2
	上汤苋菜	苋菜	100	2

注*：①燕麦杂粮粥的做法见第五章推荐的菜肴5。

②糖尿病患者的饮食一日三餐要定时定量，尽可能均匀分配，每餐摄入的能量相对固定。但在现实生活中，有时难免某一餐比较丰盛，吃得稍多。这样吃也不是绝对不行，但要注意调整搭配。比如，该食谱的午餐就相对更丰富一些，尤其是水煮肉片带来较高的能量摄入。针对这种情况，午餐主食的量要适当减少，午餐主食55克（生重/干重），比晚餐（主食70克）要少一些，使整顿午餐的能量摄入不超标。

表2-14　1500千卡一周食谱示范（周六）

餐次	菜肴名称	配料	用量（g）	油用量（g）
早餐	家常蛋炒饭*	糙米	50	4
		鸡蛋	50	
		胡萝卜	15	
		毛豆	10	
	凉拌心里美萝卜	红心萝卜	60	
		胡萝卜	10	
	蔬菜汤	香菇	20	2
		油菜	30	
上午加餐	坚果	核桃	10	
	牛奶	低脂牛奶	200	
午餐	薏米饭*	薏米	20	
		大米	30	
	西蓝花炒三文鱼*	西蓝花	100	5
		三文鱼	30	

続表

餐次	菜肴名称	配料	用量（g）	油用量（g）
	西红柿炖牛肉	牛里脊肉	30	3
		西红柿	60	
	素炒冬瓜	冬瓜	80	2
		海米	2	
下午加餐	水果	橘子	150	
	牛奶	脱脂牛奶	150	
晚餐	二米饭	大米	30	
		小米	20	
	香芋炖仔鸭	鸭肉	50	5
		荔浦芋头	50	
	白菜干贝豆腐汤*	大白菜	80	3
		胡萝卜	20	
		水发木耳	25	
		魔芋丝	30	
		豆腐	30	
		干贝丁	10	

注*：①家常蛋炒饭用糙米（需浸泡6～8小时）而不是普通白米做，有助于增强饱腹感和控制餐后血糖，还能保持炒饭的颗粒感。同时添加一些胡萝卜、毛豆等作为配菜，还配有凉拌心里美萝卜和蔬菜汤。包含全谷物和较多蔬菜的蛋炒饭才适合糖尿病患者，普通白米蛋炒饭并不适合糖尿病患者食用。

②薏米要提前浸泡8小时左右，再与大米混合做饭。

③西蓝花炒三文鱼可以说是"王牌"食材的组合。三文鱼富含DHA、EPA等 ω-3 型多不饱和脂肪酸、维生素 D 和虾青素，对心脏、血管、大脑和骨骼健康格外有益，能调节血脂、血压和免疫功能。西蓝花学名绿菜花，是营养价值较高的绿叶蔬菜（其花是变态的叶子）之一，富含 β- 胡萝卜素、维生素 C、钙、钾和膳食纤维等，还富含大量植物化学物质，如叶黄素、玉米黄素、类黄酮、硫氰酸酯类等。这些成分具有消灭自由基、抗氧化、抗衰老、降低血脂、抗癌、保护眼睛等多种作用。西蓝花炒三文鱼的做法见第五章推荐的菜肴31。

④白菜干贝豆腐汤中的白菜丝、胡萝卜丝、木耳丝、魔芋丝等提供了足够多的蔬菜和膳食纤维，豆腐和干贝丁提供蛋白质，干贝丁还让整道菜肴鲜味十足。

表 2-15 1500 千卡一周食谱示范（周日）

餐次	菜肴名称	配料	用量（g）	油用量（g）
早餐	上海家乡泡饭	大米	30	4
		糙米	30	
		油菜	50	
		虾仁	20	
		鸡蛋	50	
		金华火腿	20	
	核桃仁拌菠菜	核桃仁	5	2
		菠菜	80	
上午加餐*	花生牛奶杏仁露	脱脂牛奶	150	
		杏仁	5	
		花生	5	
午餐	鸡翅煲仔饭	糙米	30	4
		大米	30	
		鸡翅	50	
		胡萝卜	20	
		西蓝花	50	
	凉拌内酯豆腐	内酯豆腐	80	
	罗宋汤	圆白菜	50	3
		胡萝卜	20	
		培根	20	
		水芹菜	20	
下午加餐*	水果	柚子	150	
晚餐	鲜虾蔬菜荞麦面*	海虾	50	5
		油菜	70	
		金针菇	50	
		荞麦面	60	
	白灼西蓝花	西蓝花	100	3

注*：①合理加餐让血糖管理事半功倍。研究表明，在一日食物总能量不变的前提下，三餐之外合理安排加餐往往比只吃三餐更有利于控制血糖。合理的加餐既可以分担上一餐中的碳水化合物，也可以降低下一餐的餐前饥饿感，避免摄入过多食物。上午加餐花生牛奶杏仁露，花生、杏仁、牛奶可以做成混合食物，也可以单独食用，非常方便。牛奶和少量坚果的组合对管理血糖十分有益。坚果含不饱和脂肪酸，进食后

可刺激胆囊收缩素的分泌，通过神经调节途径抑制食欲。下午加餐是柚子，柚子的血糖生成指数（GI）很低，只有25，含糖量不到10%，是糖尿病患者加餐水果的首选。类似的水果还有草莓、樱桃、猕猴桃等。在血糖控制稳定的情况下，每天加餐可以适量食用100克～200克食物。

②鲜虾蔬菜荞麦面的做法见第五章推荐的菜肴20。

表2-16　1500千卡一周食谱综合评价

指标	实际摄入量	推荐摄入量	实际摄入量达到推荐摄入量百分比
能量及核心营养素摄入量			
能量（kcal）	1505	1500	100%
碳水化合物供能比（%）	49%		
碳水化合物（g）	183.3		
蛋白质供能比（%）	20%	15%～20%	
蛋白质（g）	75.6	1.2g/kg～1.5g/kg	
脂肪供能比（%）	31%	≤35%	
脂肪（g）	52.5		
维生素矿物质营养素摄入量			
维生素A（μg）	977	800	122.1%
维生素C（mg）	179.4	100	179.4%
维生素D（ug）	7	10	70.0%
叶酸（ug）	480.65	400	120.2%
维生素B$_1$（mg）	1.02	1.2	85.0%
维生素B$_2$（mg）	1.42	1.2	118.3%
钙（mg）	772	800	96.5%
铁（mg）	22.1	12	184.2%
锌（mg）	11.25	12.5	90.0%
硒（ug）	43.4	60	72.3%
镁（mg）	320	330	97.0%
三餐供能比（%）			
早餐及上午加餐	34%	30%～35%	
午餐及下午加餐	35%	30%～35%	
晚餐	31%	30%～35%	

评价结论

---

① 能量和碳水化合物、蛋白质、脂肪的摄入量符合 1500 千卡能量级糖尿病患者需要。

---

② 维生素 A、维生素 C、维生素 B_2、叶酸、钙、铁、镁、锌等均达到推荐量的 90% 以上，能够充分满足糖尿病患者的营养需要。

---

③ 维生素 D、维生素 B_1、硒略有不足，建议通过营养补充剂适量补充。

---

④ 食谱中食材种类多样、齐全（日均摄入 20 种以上食材），其数量兼顾营养素、饱腹感和血糖控制，突出了全谷物／粗杂粮、蔬菜、菌藻类和奶类摄入量，多次食用魔芋制品，肉类、鱼虾、蛋类和大豆制品摄入量亦有保证。

---

⑤ 三餐能量分配合理，供能比合理。加餐多采用奶类（脱脂牛奶或不加糖酸奶）、坚果及 GI 较低的水果。

---

⑥ 烹调油推荐使用橄榄油、茶籽油、亚麻籽油、香油等多种植物油，全天约 25 克；建议使用低钠高钾盐，全天用量不超过 5 克。

1600 千卡一周食谱示范

1600 千卡食谱适合身高在 160 厘米左右、体形正常（不胖不瘦）、从事轻体力工作的糖尿病患者，或者身高在 171 厘米左右、肥胖、从事轻体力工作的糖尿病患者，以及其他经过计算每日总能量级别为 1600 千卡的糖尿病患者。

一周食谱按照"3+2"模式（3次正餐、2次加餐）设计。1600千卡一周食谱中各类食物平均每天大致摄入量是主食200克、蔬菜545克、水果135克、肉类和鱼虾135克、鸡蛋50克、大豆30克（或相当的大豆制品）、奶类330克、烹调油21克和盐5克。每天具体食物安排见表2-17- 表2-23，供读者参考。

一周食谱营养素分析评价见表2-24，供读者进一步了解食谱营养内涵。平均每天能量摄入1600千卡，碳水化合物供能比为50%；蛋白质76.9克，供能比为19%；脂肪供能比为31%。三餐供能比分别为33%、34%、33%。

表2-17　1600千卡一周食谱示范（周一）

餐次	菜肴名称	配料	用量（g）	油用量（g）
早餐*	葱香鸡蛋饼	全麦面粉	50	3
		鸡蛋	20	
		细香葱	5	
		奶粉	10	
	三黑粥	黑米	10	
		黑豆	5	
		黑芝麻	5	
	木耳黄瓜拌腐竹	水发木耳	20	3
		黄瓜	30	
		胡萝卜	30	
		腐竹	15	
上午加餐*	牛奶	脱脂牛奶	200	
午餐*	鸡翅煲仔饭	大米	30	4
		糙米	30	
		胡萝卜	10	
		西蓝花	30	
		鸡翅	40	
		马铃薯	20	
	蒜茸炒茼蒿	茼蒿	100	2
	冬瓜海带汤	冬瓜	60	2
		海带	20	

餐次	菜肴名称	配料	用量（g）	油用量（g）
下午加餐 *	蓝莓酸奶	蓝莓	80	
		不加糖酸奶	100	
晚餐 *	蛋包饭	香米	40	4
		燕麦	20	
		鸡蛋	50	
		胡萝卜	30	
		甜椒	30	
	拌杂蔬	菜花	30	2
		胡萝卜	15	
		西蓝花	30	
		紫甘蓝	30	
	韩式辣白菜海虾汤	辣白菜	10	2
		金针菇	20	
		海虾	50	
		魔芋丝	25	
	花生露	花生	10	
		脱脂牛奶	100	

注 *：早、午、晚三餐和加餐的照片及点评见图 2-13 ～图 2-18。

早餐和上午加餐食谱点评：三黑粥，即黑米、黑豆、黑芝麻混合在一起煮成的粥。黑米是全谷物，黑豆是大豆类食物，黑芝麻是坚果，种类不同，但搭配在一起煮成粥，口感一点儿不违和，还有助于控制餐后血糖。黑豆不易熟，可以事先将黑豆浸泡，或者煮的时间长一点儿（注意要多加水）。木耳黄瓜拌腐竹是简易的早餐配菜，木耳、腐竹可以提前一晚泡发好，早上直

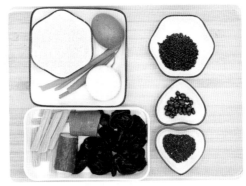

图 2-13　1600 千卡食谱周一早餐原料

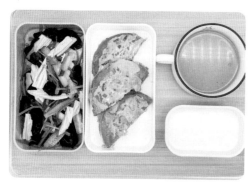

图 2-14　1600 千卡食谱周一早餐和上午加餐

接和黄瓜丁、胡萝卜丁拌一下即可，省时省事。

上午加餐选脱脂牛奶，与普通牛奶相比，脂肪较少，能量较低。

午餐和下午加餐食谱

点评：鸡翅煲仔饭是"一锅出"的吃法，一个锅里主食（大米、糙米、马铃薯）、蔬菜（胡萝卜、西蓝花）和蛋白质食物（鸡翅）全都有了，既节省时间，又无须费心搭配。大米和糙米（提前浸泡 6 ~ 8 小时）混合后放入煮饭锅中，蒸煮 10 分钟左右；鸡翅（提前用酱油腌制半小时）用平底锅煎至两面金黄，再稍微加水焖煮至鸡翅七八成熟，取出鸡翅，放入煮饭锅中摆好；再放入焯过水的西蓝花、土豆丁，继续蒸至米饭熟。吃的时候再配上一些汤羹——冬瓜海带汤，口感很好。还要增加一些蔬菜——蒜茸炒茼蒿，以控制餐后血糖。

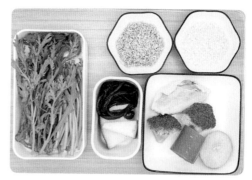

图 2-15　1600 千卡食谱周一午餐原料

下午加餐是酸奶和蓝莓。酸奶选不加糖的，蓝莓的血糖生成指数（GI）不高，含糖量也不多，适合糖尿病患者食用。

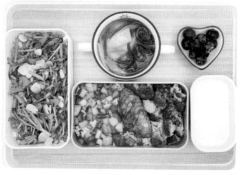

图 2-16　1600 千卡食谱周一午餐和下午加餐

晚餐食谱点评： 相同的几种食材稍微变换一下制作形式，就可以让一餐食物颜值倍增。蛋包饭就是这样。将彩椒、胡萝卜切丁，与蒸好的香米、糙米混合，加入一点番茄酱同炒，备用。平底锅中加入少许食用油，小火慢热，将鸡蛋液倒入锅中，煎至即将凝固时调至小火。把已炒好的米饭铺到蛋饼的一侧，再把鸡蛋饼的另一侧对折过来把米饭盖住，用锅铲将鸡蛋饼的边缘轻轻一压就可以了。装盘的时候鸡蛋表面淋少许番茄酱，增加颜值和食欲。

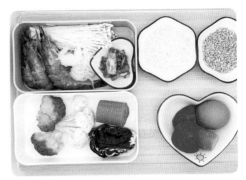

图 2-17　1600 千卡食谱周一晚餐原料

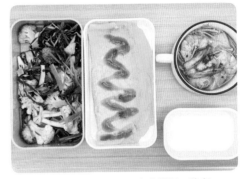

图 2-18　1600 千卡食谱周一晚餐

不过，蛋包饭中加入的蔬菜比较少，要另搭配一份拌杂蔬和韩式辣白菜海虾汤。拌杂蔬可根据自己的喜好选择蔬菜，推荐西蓝花、紫甘蓝等膳食纤维含量较高的品种。韩式辣白菜海虾汤中加入一些魔芋丝和金针菇，继续补充膳食纤维。

表 2-18　1600 千卡一周食谱示范（周二）

餐次	菜肴名称	配料	用量（g）	油用量（g）
早餐	全麦馒头	小麦粉	25	
		全麦面粉	25	
	水煮蛋	鸡蛋	40	
	酸奶	不加糖酸奶	150	
	温拌紫甘蓝	紫甘蓝	100	5
		香菜	10	
		白玉菇	20	

餐次	菜肴名称	配料	用量（g）	油用量（g）
上午加餐	水果	柚子	100	
	坚果	腰果	10	
午餐	黑芝麻花卷	全麦面粉	70	4
		黑芝麻	5	
	鸡肉玉米蒸丸子	鸡胸脯肉	30	
		鲜玉米粒	10	
		虾仁	10	
	蒜茸炒莜麦菜	莜麦菜	100	2
	西红柿蛋花汤	西红柿	60	2
		鸡蛋	20	
下午加餐	牛奶	纯牛奶	150	
晚餐	红豆米饭*	大米	35	
		红小豆	35	
	香煎三文鱼*	三文鱼	70	2
	韭菜豆芽炒香干	韭菜	40	2
		绿豆芽	40	
		香干	30	
	青椒炒杏鲍菇	彩椒	40	2
		杏鲍菇	40	
	素罗宋汤*	马铃薯	20	2
		胡萝卜	20	
		洋葱	10	
		西红柿	20	
		粉丝	10	

注*：①糖尿病患者正餐食谱的搭配应该采用"四分法"。所谓"四分法"，就是将一餐的食物按照体积大致分成四份：一份主食、一份蛋白质食物（肉类、鱼虾、蛋类、大豆制品）和两份蔬菜。比如午餐，一份主食是黑芝麻花卷，一份蛋白质食物是鸡肉玉米蒸丸子，两份蔬菜是蒜茸莜麦菜和西红柿蛋花汤。"四分法"搭配的一餐既能保证营养摄入的均衡，又能达到良好的控糖效果。晚餐的搭配也符合"四分法"。但早餐的"四分法"与午餐和晚餐略有不同，考虑到大多数人早餐会吃得简单一些，早餐的"四分法"是主食一份（全麦馒头）、蛋类一份（水煮蛋）、奶类一份（酸奶）和蔬菜一份（温拌紫甘蓝）。

不论在家吃饭，还是在外就餐，如果能采用分餐制，那糖尿病患者就可以很好地运用"四分法"来管理自己的饮食，让食物种类、比例和数量都一目了然。开始一段时间最好用分餐盘来练习"四分法"，熟练之后无须再使用分餐盘，也能合理安排一餐饮食。

②红豆米饭的做法见第五章推荐的菜肴 1；香煎三文鱼的做法见第五章推荐的菜肴 39；素罗宋汤的做法见第五章推荐的菜肴 84。

餐次	菜肴名称	配料	用量（g）	油用量（g）
早餐	玉米面发糕 *	玉米面	20	
		全麦面粉	20	
		葡萄干	5	
	牛奶	纯牛奶	150	
	西红柿炒蛋	西红柿	100	7
		鸡蛋	50	
	蒸红薯 *	红薯	50	
上午加餐	酸奶燕麦杯	不加糖酸奶	100	
		燕麦片	15	
		猕猴桃	15	
		草莓	15	
午餐	牛肉芹菜水饺 *	全麦面粉	60	3
		牛里脊	30	
		洋葱	15	
		芹菜	40	
	蒜薹炒肉	蒜薹	40	2
		猪里脊	20	
	蒜香苋菜	苋菜	100	2
	紫菜虾皮蛋花汤	紫菜（干）	1	2
		虾皮	2	
		鸡蛋	10	
		黄瓜	20	
下午加餐	牛奶	纯牛奶	200	
晚餐	三文鱼寿司 *	大米	30	2
		紫米	30	
		三文鱼	40	
		黄瓜	20	
		胡萝卜	20	
		海苔	20	
	蒜茸炒扇贝肉	扇贝（鲜）	30	2

表 2-19 1600 千卡一周食谱示范（周三）

餐次	菜肴名称	配料	用量（g）	油用量（g）
	胡萝卜腰果拌莴笋	胡萝卜	20	3
		莴笋	40	
		腰果	10	
	香菇炒油菜	香菇	40	2
		油菜	80	

注 *：①早餐中的玉米面发糕和蒸红薯都是主食。红薯、甘薯、紫薯、土豆、山药和芋头等薯类，即使有点甜味，只要不额外加糖，糖尿病患者仍可食用，因为它们含较多膳食纤维，血糖生成指数（GI）也低于白米饭、白馒头等精制谷物。但薯类一定要代替主食才行，一般 125 克红薯可以替换 25 克大米或者面粉。也就是说，如果吃 125 克红薯就要减少 25 克大米或面粉。

②很多糖尿病患者不敢吃水饺、包子这类面食，因为升血糖速度很快。但如果饺子皮或包子皮用全麦面粉代替精制小麦面粉，饺子馅或包子馅多选择膳食纤维含量较高的蔬菜（如芹菜、洋葱、荠菜等），并且搭配一些蛋白质食物（如牛里脊肉、猪瘦肉等），吃的时候再另外搭配一些菜肴（如蒜薹炒肉、蒜香苋菜、紫菜虾皮蛋花汤），那么糖尿病患者就可以放心吃饺子或包子，不必担心餐后血糖升高速度过快。

③晚餐三文鱼寿司与普通寿司的不同之处是，将大米和紫米对半混合，增加了粗杂粮的比例，再搭配香菇炒油菜、胡萝卜腰果拌莴笋、蒜茸炒扇贝肉等菜肴，有利于餐后血糖稳定。

表 2-20　1600 千卡一周食谱示范（周四）

餐次	菜肴名称	配料	用量（g）	油用量（g）
早餐	排骨蔬菜面 *	全麦面粉	60	4
		油菜	50	
		猪小排	20	
		鹌鹑蛋	30	
	酸奶	不加糖酸奶	150	
	秋葵拌木耳	秋葵	50	3
		水发木耳	20	
上午加餐	水果	草莓	100	
午餐	绿豆米饭	大米	60	
		绿豆	20	
	清蒸鳕鱼	鳕鱼	50	3

餐次	菜肴名称	配料	用量（g）	油用量（g）
	芦笋炒蛋*	芦笋	80	3
		鸡蛋	20	
	菠菜虾皮汤	菠菜	80	3
		虾皮	1	
下午加餐	牛奶	脱脂牛奶	150	
晚餐	西红柿炒意大利面*	意大利面	60	3
		西红柿	40	
		洋葱	30	
	牛肉粒炒荷兰豆*	牛里脊肉	30	2
		大蒜	20	
		荷兰豆	80	
	锅塌豆腐	豆腐	60	2
		花生	15	
	鸡毛菜萝卜丝汤	白萝卜	40	2
		鸡毛菜	60	

注*：①排骨蔬菜面选用全麦或荞麦面条，多加一些蔬菜，吃的时候再另配一些蔬菜（比如秋葵拌木耳），才适合糖尿病患者。单纯吃白面条，没有足够的蔬菜和蛋白质食物（比如排骨、酸奶等），会使餐后血糖飙升，不适合糖尿病患者食用。

②芦笋炒蛋味道鲜美，口感清脆。芦笋素有"蔬菜之王"的美誉，营养价值较高，其蛋白质、膳食纤维和维生素含量是蔬菜中的佼佼者。

③意大利面条有很多种，长短不一，形状各异，但有一个共同的特点，即它们的制作原料都是硬质小麦。这种面粉蛋白质含量比普通面粉高，做成的面条筋道、耐煮、有嚼劲、饱腹感强、消化速度慢，而且血糖生成指数（GI）很低，只有45，非常适合糖尿病患者食用。西红柿炒意大利面的做法见第五章推荐的菜肴12。

④与瘦猪肉相比，瘦牛肉中蛋白质含量更高（瘦猪肉为19.6%，瘦牛肉为22.2%），脂肪含量更低（瘦猪肉为7.9%、瘦牛肉为0.9%），有助于控制能量和饱和脂肪酸摄入。荷兰豆是很值得推荐的鲜豆类食材，每100克荷兰豆中膳食纤维含量高达6.8克。

表 2-21 1600 千卡一周食谱示范（周五）

餐次	菜肴名称	配料	用量（g）	油用量（g）
早餐	奶味杂粮窝头 *	玉米面	30	
		全麦面粉	30	
		纯牛奶	150	
	蒸蛋羹	鸡蛋	50	2
	蒜茸莜麦菜	莜麦菜	120	5
上午加餐	酸奶 *	不加糖酸奶	100	
午餐	绿豆米饭	大米	35	
		绿豆	35	
	家常焖鸭块	鸭肉	50	3
	蒜茸炒菜心	菜心	120	2
	冬瓜虾仁汤	冬瓜	60	2
		虾仁	30	
下午加餐	草莓奶昔 *	脱脂牛奶	150	
		草莓	100	
晚餐	豆沙包	全麦面粉	40	
		红小豆	30	
		核桃	10	
	蒜茸蒸龙利鱼	龙利鱼	50	3
		大蒜	20	
	金针菇豆皮卷	豆腐丝	30	2
		金针菇	50	
	蒜茸魔芋丝蒸娃娃菜 *	娃娃菜	100	2
		魔芋丝	30	

注 *：①奶味杂粮窝头是传统窝头的改良版，用一半全麦面粉、一半玉米面粉混合，用纯牛奶代替一部分水和面，既改善了窝头粗糙的口感，又增加了其营养价值。

②今日食谱两次加餐分别是不加糖酸奶和草莓奶昔。购买酸奶时要注意看配料表，凡是配料表中带有"白砂糖""糖浆""蜂蜜"等字样都不符合要求。水果要优先选草莓、苹果、樱桃、李子、杏、桃子等血糖生成指数（GI）较低的品种。把这些水果和牛奶一起打成汁做成奶昔，好吃且饱腹感较强。

③很多人都吃过蒜茸粉丝蒸娃娃菜，这里用魔芋丝代替粉丝，口感相仿，但魔芋丝不含淀粉，没什么能量，不增加餐后血糖和能量摄入，其所含膳食纤维还有助于抑制餐后血糖，增强饱腹感。蒜茸魔芋丝蒸娃娃菜的烹制方法见第五章推荐的菜肴90。建议糖尿病患者要想方设法吃魔芋，魔芋丝、魔芋条、魔芋结、魔芋豆腐等都可以，适合凉拌、炒、炖、煲汤、做馅等各种烹调方式。

表 2-22　1600 千卡一周食谱示范（周六）

餐次	菜肴名称	配料	用量（g）	油用量（g）
早餐	鸡蛋三明治 *	全麦面粉	60	4
		鸡蛋	40	
		黄瓜	20	
		西红柿	20	
		生菜	10	
	牛奶	纯牛奶	150	
	蔬菜沙拉	圣女果	30	3
		苦菊	40	
		紫甘蓝	30	
		西生菜	20	
上午加餐	水果	桃子	100	
午餐	三文鱼炒饭 *	香米	30	3
		糙米	30	
		三文鱼	30	
		黄瓜	20	
		洋葱	10	
	西芹炒腐竹	西芹	80	2
		腐竹	20	
	腐乳炒空心菜	空心菜	100	2
		腐乳	3	
	娃娃菜蚬子汤	娃娃菜	40	2
		蚬子	20	
下午加餐	牛奶	纯牛奶	150	
晚餐	燕麦米饭	大米	60	
		燕麦	20	
	香菇酿肉丸 *	香菇	50	3
		猪里脊肉	50	
	菜花木耳炒番茄	菜花	50	3
		西红柿	40	
		水发木耳	20	
	丝瓜鸡蛋汤	丝瓜	20	3
		鸡蛋	30	

注 *：①鸡蛋三明治制作快捷而且食材丰富，全麦面包、鸡蛋、蔬菜（黄瓜、西红柿、生菜）的搭配很适合糖尿病患者。

②三文鱼炒饭中的主要食材由糙米（提前浸泡 6 ～ 8 小时）和香米混合做成，增

加了全谷物比例，也让炒饭的颗粒感十足。

③香菇酿肉丸的做法并不难，将猪瘦肉剁碎后调味，放在香菇盏上蒸熟即可。这样肉更容易入味，且可以减少油盐的摄入，也更容易咀嚼和消化，适合老年糖尿病患者。

④蛋白质食物（鱼、肉、蛋、奶和大豆制品等）对糖尿病患者非常重要，不但提供丰富营养，还有助于抑制餐后血糖。该食谱中鸡蛋、三文鱼、蚬子、腐竹、肉丸、牛奶等都是蛋白质食物，它们被均匀地分配到一日三餐中。

表2-23 1600千卡一周食谱示范（周日）

餐次	菜肴名称	配料	用量（g）	油用量（g）
早餐	家常绿豆饼*	全麦面粉	40	3
		绿豆	20	
	牛奶燕麦粥*	纯牛奶	150	
		燕麦片	10	
	水煮蛋	鸡蛋	40	
	胡萝卜炒圆白菜	圆白菜	120	4
		胡萝卜	20	
上午加餐	水果	橙子	100	
午餐	二米饭	大米	35	
		玉米糁	35	
	白斩鸡	鸡肉	30	3
	小炒秋葵	秋葵	100	3
	酸辣汤*	豆腐	60	3
		水发木耳	20	
		黄花菜	30	
		香菜	10	
		鸡蛋	20	
		西红柿	50	
下午加餐	牛奶	纯牛奶	150	
晚餐	藜麦米饭	大米	35	
		藜麦	35	
	清蒸鳕鱼	鳕鱼	30	3
	焖冬笋	猪里脊	30	3
		冬笋	80	
		花生仁（生）	10	

餐次	菜肴名称	配料	用量（g）	油用量（g）
	菠菜豆腐汤	北豆腐	20	3
		菠菜	100	

注*：①家常绿豆饼要在家自己制作。将绿豆煮熟后捞出、碾碎，做成馅，注意保留绿豆皮，不要额外加糖。这样的绿豆馅可以充分保留绿豆中的膳食纤维、维生素和矿物质。再与全麦面粉做成绿豆馅饼，特别适合糖尿病患者作为主食食用。绿豆还可以直接磨成粉，与全麦面粉混合做成饼，也是很好的主食。

②牛奶燕麦粥制作非常方便，且适合糖尿病患者作为早餐食用。燕麦片可以直接泡在牛奶里，无须任何烹调就做成了牛奶燕麦粥。燕麦中的β-葡聚糖能提供黏度，获得粥的口感。β-葡聚糖是一种可溶性膳食纤维，也有助于控制餐后血糖和血脂。不过，在选购燕麦片时，要注意不同的燕麦产品类型。即食燕麦片的血糖生成指数（GI）比普通燕麦片要高一些，因为即食燕麦片在制作时经过糊化、再制等加工工艺，变得更容易消化吸收；那种添加了其他谷物（如糯米、大米、玉米等）或糖、油的"营养麦片""早餐麦片""果味麦片"等不适合糖尿病患者，不要购买。

③酸辣汤的优势是可以在一道菜肴中加入很多有助于控糖的食材，包括含膳食纤维较多的黄花菜、木耳、西红柿等，以及豆腐、鸡蛋等蛋白质食物。酸辣汤的具体做法见第五章推荐的菜肴85。

④糖尿病食谱正餐要充分体现"主食＋蛋白质食物＋蔬菜"的典型组合，主食要粗细搭配，蛋白质食物每餐有一两种，蔬菜每餐至少有2份（两小盘）。

表2-24　1600千卡一周食谱综合评价

指标	实际摄入量	推荐摄入量	实际摄入量达到推荐摄入量百分比
能量及核心营养素摄入量			
能量（Kcal）	1600	1600	100%
碳水化合物供能比（%）	50%		
碳水化合物（g）	202.3		
蛋白质供能比（%）	19%	15%～20%	
蛋白质（g）	76.9	1.2g/kg～1.5g/kg	
脂肪供能比（%）	31%	≤35%	
脂肪（g）	54.5		

指标	实际摄入量	推荐摄入量	实际摄入量达到 推荐摄入量百分比
维生素矿物质营养素摄入量			
维生素 A（μg）	606	800	75.8%
维生素 C（mg）	141.3	100	141.3%
维生素 D（ug）	17.3	10	173.0%
叶酸（ug）	532.1	400	133.0%
维生素 B$_1$（mg）	1.03	1.2	85.8%
维生素 B$_2$（mg）	1.4	1.2	116.7%
钙（mg）	907	800	113.4%
铁（mg）	21.8	12	181.7%
锌（mg）	10.8	12.5	86.4%
硒（ug）	49.66	60	82.8%
镁（mg）	377	330	114.2%
三餐供能比（%）			
早餐及上午加餐	33%	30%～35%	
午餐及下午加餐	34%	30%～35%	
晚餐	33%	30%～35%	

评价结论

❶ 能量和碳水化合物、蛋白质、脂肪的摄入量符合 1600 千卡能量级糖尿病患者需要。

❷ 维生素 D、维生素 C、维生素 B$_2$、叶酸、钙、铁、镁等均达到推荐量的 90% 以上，能够充分满足糖尿病患者的营养需要。

❸ 维生素 A、维生素 B$_1$、锌、硒略有不足，建议通过营养补充剂适量补充。

❹ 食谱中食材种类多样、齐全（日均摄入 20 种以上食材），

其数量兼顾营养素、饱腹感和血糖控制，突出了全谷物／粗杂粮、蔬菜、菌藻类和奶类摄入量，多次食用魔芋制品，肉类、鱼虾、蛋类和大豆制品摄入量亦有保证。

⑤ 三餐能量分配合理，供能比合理。加餐多采用奶类（脱脂牛奶或不加糖酸奶）、坚果及GI较低的水果。

⑥ 烹调油推荐使用橄榄油、茶籽油、亚麻籽油、香油等多种植物油，全天约25克；建议使用低钠高钾盐，全天用量不超过5克。

1700 千卡一周食谱示范

1700千卡食谱适用于身高在163厘米左右、体型正常（不胖不瘦）、从事轻体力工作的糖尿病患者，或者身高在176厘米左右、肥胖、从事轻体力工作的糖尿病患者，以及其他经过计算每日总能量级别为1700千卡的糖尿病患者。

一周食谱按照"3+3"模式（3次正餐、3次加餐）设计。各类食物平均每天大致摄入量为谷薯类220克、蔬菜520克、水果125克、畜禽肉类60克、水产类60克、蛋类50克、奶制品370克、大豆及坚果28克、烹调油23克和食盐5克。每天具体食物安排见表2-25～表2-31，供读者参考。

一周食谱营养素分析评价见表2-32，供读者进一步了解食谱营养内涵。平均每天能量摄入1706千卡，碳水化合物供能比为50%；蛋白质80.3克，供能比为19%；脂肪供能比为31%。三餐（含加餐）供能比分别为32%、33%、35%。

表 2-25　1700 千卡一周食谱示范（周一）

餐次	菜肴名称	配料	用量（g）	油用量（g）
早餐*	全麦欧包	全麦面粉	30	
	奶香燕麦粥	燕麦	25	
		纯牛奶	150	
	香葱炒嫩蛋	鸡蛋	50	4
	清爽三丝	莴笋	50	5
		茭白	30	
		彩椒	20	
上午加餐*	坚果	混合坚果	10	
	牛奶	纯牛奶	100	
午餐*	豆沙包	红小豆	35	
		全麦面粉	40	
	娃娃菜虾仁煲	虾仁	60	4
		娃娃菜	80	
		魔芋丝	50	
	茼蒿炒豆干	茼蒿	100	5
		豆腐干	40	
下午加餐*	牛奶	纯牛奶	150	
晚餐*	二米饭	小米	30	
		大米	40	
	蒜茸炒西蓝花	西蓝花	80	3
		水发木耳	20	
	清炒菜心	菜心	100	2
	丝瓜猪肝瘦肉汤	丝瓜	50	2
		猪肉	40	
		猪肝	30	
晚上加餐*	水果	苹果	100	

注*：早、午、晚三餐和加餐的照片及点评见图 2-19 ～图 2-24。

早餐和上午加餐食谱

点评：方便早餐以全麦欧包和燕麦粥为主食，欧包必须是全麦的，而不是普通的欧包；燕麦粥要选择纯的燕麦片，而非即食燕麦片。清爽三丝作为早餐蔬菜，莴笋、茭白、彩椒切丝后快速焯水凉拌，口感脆爽，操作很快捷。

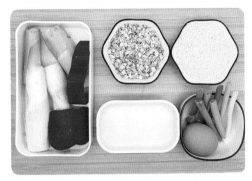

图 2-19　1700 千卡食谱周一早餐原料

上午加餐是牛奶与坚果的混合，坚果营养价值较高，但能量也很高，不要吃太多，每天一小把即可。纯牛奶是最值得推荐的加餐食物之一，其血糖生成指数（GI）很低。乳糖

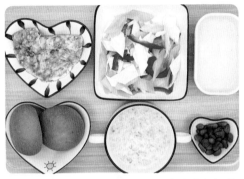

图 2-20　1700 千卡食谱周一早餐和上午加餐

不耐受者（喝普通牛奶后腹胀、腹泻等）可以选择低乳糖的牛奶。

午餐和下午加餐食谱点评：娃娃菜虾仁煲是很常见的吃法，这里的不同之处是用魔芋丝代替了粉丝。与一般粉丝不同，魔芋丝不含淀粉，且其所含葡甘露聚糖是一种可溶性膳食纤维，吸水性强、黏度大、膨胀率高，有助于增强饱腹感，抑制餐后血糖。建议糖尿病患者在制作菜肴时经常搭配魔芋丝、魔芋条、魔芋块等魔芋制品。

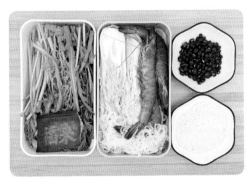

图 2-21　1700 千卡食谱周一午餐原料

主食豆沙包要在家自己制作，不要买市面上现成的豆沙包。市面上的豆沙包会在豆沙馅中加入油脂和白糖，对血糖管理不利。自己制作豆沙包时不加糖、不加油，且保留红豆皮，这样才适合糖尿病患者食用。可一次性多制作一些豆沙馅，分装后冷冻备用。

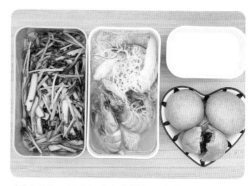

图2-22　1700千卡食谱周一午餐和下午加餐

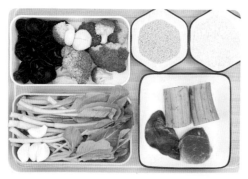

图2-23　1700千卡食谱周一晚餐原料

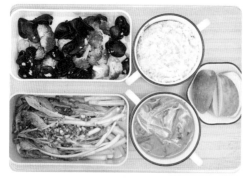

图2-24　1700千卡食谱周一晚餐和晚上加餐

晚餐和晚上加餐食谱

点评： 糖尿病患者要尽量吃得复杂一些，既有助于控制血糖，又可以达到营养均衡。在一餐中，要有粗细搭配的主食、两三种新鲜蔬菜和一两种蛋白质食物（肉类、鱼虾、蛋类或大豆制品）。周一晚餐就是按照这个理念设计的，主食是二米饭（大米和小米），蔬菜有西蓝花、菜心和丝瓜，猪肝和瘦肉是蛋白质食物。丝瓜猪肝瘦肉汤的做法见第五章推荐的菜肴64。

表 2-26　1700 千卡一周食谱示范（周二）

餐次	菜肴名称	配料	用量（g）	油用量（g）
早餐	杂菌面 *	荞麦面	50	3
		蟹味菇	30	
		杏鲍菇	30	
		鹌鹑蛋	30	
	海带拌豆腐丝	海带	40	4
		香菜	10	
		豆腐丝	25	
	酸奶	不加糖酸奶	200	
上午加餐	牛奶	脱脂牛奶	200	
午餐	燕麦米饭 *	燕麦	35	
		大米	30	
	茄汁鲅鱼	鲅鱼	70	4
		西红柿	50	
	清炒苋菜	苋菜	100	2
	西芹炒山药	西芹	80	2
		山药	50	
下午加餐	水果	桃	100	
晚餐	扬州炒饭	大米	30	4
		糙米	30	
		鲜玉米	10	
		黄瓜	10	
		胡萝卜	10	
		鸡蛋	50	
	清炒黑豆苗 *	黑豆苗	80	2
	冬瓜羊肉汤	冬瓜	50	2
		羊里脊肉	60	
		香菜	10	
晚上加餐	坚果	核桃	15	
	水果	葡萄	100	

　　注 *：①杂菌面的主要原料是荞麦面，很多超市有售。与普通面条相比，荞麦面的血糖生成指数（GI）较低，对餐后血糖友好。再搭配一些蟹味菇、杏鲍菇等食用菌和蛋类，不但营养丰富，而且有助于控制餐后血糖。烹调时，最好将蟹味菇、杏鲍菇等焯水后再加入面条中，可以去除菌类的土腥味。

②燕麦米饭中大米和燕麦各占一半。燕麦可以用压制的燕麦片，也可以用燕麦米（完整燕麦颗粒），前者无须提前浸泡，后者需要提前用冷水浸泡6～8小时，或者燕麦米先煮开15分钟再与大米混合做饭。燕麦米饭中燕麦比例越高对餐后血糖越好，但对于消化功能较弱的人，燕麦片的数量要由少到多逐渐适应。

③清炒黑豆苗中所用的黑豆苗要先焯水，焯水时加一点儿盐和几滴油，会让豆苗颜色更加翠绿，更好保留豆苗的营养。黑豆苗、豌豆苗等芽苗类蔬菜营养价值普遍较高。

表 2-27　1700 千卡一周食谱示范（周三）

餐次	菜肴名称	配料	用量（g）	油用量（g）
早餐	黑芝麻玉米饼	玉米面	30	3
		全麦面粉	30	
		黑芝麻	2	
	蒸蛋羹	鸡蛋	50	2
	酸奶	不加糖酸奶	150	
	炒双花	西蓝花	50	2
		菜花	50	
上午加餐	花生露	鲜花生	10	
		纯牛奶	100	
午餐	南瓜发糕*	南瓜	30	
		玉米面	30	
		全麦面粉	40	
	白灼菜心鸟贝	赤贝	60	2
		菜心	80	
	番茄炒豆腐	豆腐	60	3
		西红柿	60	
	小白菜魔芋丝汤	小白菜	50	2
		魔芋丝	40	
下午加餐	牛奶	纯牛奶	150	
晚餐	红米饭	红米	40	
		大米	50	
	韭菜炒鸭血	韭菜	50	3
		鸭血	30	
	蒜茸木耳菜	木耳菜	80	2
	苦瓜炒牛肉*	苦瓜	70	2
		牛里脊肉	40	

餐次	菜肴名称	配料	用量（g）	油用量（g）
晚上加餐	坚果	开心果	10	
	水果	柚子	100	

注*：①南瓜发糕是在全麦面粉和玉米面中加入一些蒸好的南瓜，混合后发酵，再蒸熟。南瓜富含类胡萝卜素，不但含有β-胡萝卜素（含量高达890微克/100克），而且含有叶黄素，叶黄素可以保护视力和视网膜。南瓜也是钾和膳食纤维的良好来源。南瓜种类有很多，外形和口感各异，不同品种的南瓜成分差别比较大。糖尿病患者吃南瓜要选大个的普通南瓜或水分较多的"水果南瓜"，不要选贝贝南瓜这种淀粉含量高的品种。不论哪种南瓜，关于多吃南瓜降血糖的传言都不可信。

②苦瓜炒牛肉这道菜在烹调前苦瓜要先焯水，去除一些苦味。苦瓜、黄瓜、佛手瓜、冬瓜、丝瓜等瓜类水分较多，体积较大，能量相对较少，可以多吃一些增强饱腹感，不用担心升高血糖。

表2-28　1700千卡一周食谱示范（周四）

餐次	菜肴名称	配料	用量（g）	油用量（g）
早餐	奶香胡萝卜燕麦饼	燕麦片	30	4
		纯牛奶	150	
		胡萝卜	20	
		全麦面粉	25	
	酸辣拌茼蒿	茼蒿	90	3
		辣椒	10	
	水煮蛋	鸡蛋	50	
上午加餐	水果	柚子	150	
午餐	鹰嘴豆红豆米饭*	鹰嘴豆	20	
		大米	30	
		红小豆	10	
	蒜茸西蓝花	西蓝花	80	3
	咖喱炒鸡块	鸡肉	50	4
		胡萝卜	30	
		土豆	30	
	角瓜木耳炒虾仁	角瓜	80	2
		水发木耳	20	
		虾仁	40	

餐次	菜肴名称	配料	用量（g）	油用量（g）
下午加餐	牛奶	纯牛奶	150	
晚餐	黄金米饭*	玉米糁	35	
		大米	40	
	瘦肉炒蒜薹	猪里脊	40	2
		蒜薹	70	
	韭菜豆芽炒香干	韭菜	80	2
		绿豆芽	40	
		豆腐干	30	
	杏鲍菇扇贝汤	杏鲍菇	50	2
		扇贝（鲜）	30	
晚上加餐	坚果	腰果	10	

注*：①鹰嘴豆红豆米饭是把提前浸泡 8～10 小时的鹰嘴豆、红小豆与大米混合（豆子与大米的比例是 1∶1）做饭。这种杂豆饭的血糖生成指数（GI）明显低于普通白米饭，蛋白质、维生素、矿物质和膳食纤维等营养素含量远高于普通白米饭，应该作为糖尿病患者首选的主食。除鹰嘴豆和红小豆外，还有绿豆、白芸豆、红芸豆、花豆、豌豆、蚕豆、扁豆、眉豆等都可以用来做杂豆饭。

②黄金米饭是把玉米糁（无须提前浸泡）与普通大米大致按照 1∶2 的比例混合做饭。玉米（玉米糁、玉米糁、玉米面等）的血糖生成指数（GI）较低，与大米混合做成杂粮米饭，其 GI 仍明显低于普通白米饭，对餐后血糖很友好。

③如果说主食粗细搭配，吃杂粮米饭、杂豆米饭和全麦面食是糖尿病患者配餐的第一关键点的话，那么第二关键点就是多吃蔬菜。增加蔬菜摄入量可以降低整餐膳食的血糖生成指数（GI），对降低餐后血糖的作用很大。有研究表明，蔬菜摄入量与 2 型糖尿病患者的糖化血红蛋白（HbA$_{1c}$）水平呈负相关，也就是说，吃蔬菜越多则血糖控制得越好。早、午、晚三餐都要有大量蔬菜，以深色蔬菜为最佳，比如该食谱中的茼蒿、西蓝花、韭菜等。

表 2-29　1700 千卡一周食谱示范（周五）

餐次	菜肴名称	配料	用量（g）	油用量（g）
早餐	豆沙包	全麦面粉	35	
		红小豆	30	
	秋葵拌木耳	秋葵	80	4
		水发木耳	20	

餐次	菜肴名称	配料	用量（g）	油用量（g）
	牛奶 *	纯牛奶	150	
	蒸蛋羹 *	鸡蛋	50	3
上午加餐	水果	李子	100	
午餐	燕麦米饭	燕麦	35	3
		大米	40	
	娃娃菜魔芋丝蒸大虾 *	海虾	60	
		娃娃菜	40	
		魔芋丝	40	
	冬笋炒香菇	冬笋	50	3
		香菇	30	
		甜椒	20	
	乌塌菜豆腐汤 *	乌塌菜	50	3
		豆腐	50	
下午加餐	牛奶 *	纯牛奶	200	
晚餐	番茄肉酱意大利面 *	意大利面	70	4
		西红柿	40	
		洋葱	20	
		猪肉（后臀尖）	30	
	荷兰豆炒莲藕	荷兰豆	50	3
		莲藕	20	
		水发木耳	10	
	青椒炒鸡心 *	甜椒	50	2
		鸡心	30	
		胡萝卜	10	
		洋葱	10	

注 *：除了粗细搭配的主食和多吃蔬菜之外，糖尿病患者配餐的关键点还有餐餐包含蛋白质食物。比如，在该食谱中，早餐蛋白质食物是鸡蛋和牛奶；午餐蛋白质食物是海虾和豆腐；晚餐蛋白质食物是猪肉和鸡心。这些蛋白质食物除奶制品外，都极少含碳水化合物（糖类），故不升高餐后血糖，但刺激胰岛素分泌，有助于管理餐后血糖。奶类中虽然含有乳糖（含量 4%），但血糖生成指数（GI）很低，只有 28，低乳糖牛奶 GI 更低，也很适合糖尿病患者饮用。

表 2-30　1700 千卡一周食谱示范（周六）

餐次	菜肴名称	配料	用量（g）	油用量（g）
早餐	全麦花卷	全麦面粉	30	2
		小麦面粉	30	
	酸奶	不加糖酸奶	200	
	莜麦菜木耳炒鸡蛋	莜麦菜	80	5
		水发木耳	20	
		鸡蛋	50	
上午加餐	水果	蓝莓	100	
午餐	黄金米饭	玉米糁	40	
		大米	40	
	茶树菇炒牛肉粒 *	茶树菇（干）	10	3
		牛里脊	50	
		彩椒	20	
	西红柿炒菜花	西红柿	50	3
		菜花	30	
	冬瓜木耳汤	冬瓜	50	3
		水发木耳	20	
		香菜	2	
下午加餐	坚果	松子	15	
晚餐	燕麦米饭	燕麦	35	
		大米	35	
	家焖黄花鱼 *	小黄花鱼	50	4
	芹菜炒香干	西芹	80	3
		豆腐干	50	
	蒜茸炒茼蒿	茼蒿	120	2
晚上加餐	牛奶	脱脂牛奶	200	

注 *：①茶树菇是常见的食用菌之一，一般买的是茶树菇干品，需要先泡发数小时，然后切成小段和牛肉粒同炒，两者口感有相似之处，也很入味。除茶树菇外，口蘑、香菇、榛蘑、鸡枞、鸡腿菇也很适合与牛肉、猪肉等同炒。不同食用菌的外观、味道、产地、栽培条件不尽相同，但在营养素方面却有很多相似之处。它们都富含菌类多糖、膳食纤维以及丰富的 B 族维生素，推荐糖尿病患者的餐桌上每天都有这类食材。茶树菇炒牛肉粒的做法见第五章推荐的菜肴 58。

②鱼类品种很多，推荐糖尿病患者首选海鱼，譬如大黄花鱼、小黄花鱼、带鱼、鲅鱼等，它们含有较多的 DHA 和 EPA，这是两种特殊类型的 ω-3 型多不饱和脂肪酸，对血糖、血脂和血压有益。黄花鱼建议采用家焖、清蒸的方式烹调，不要采用油炸、烧烤的方式，以减少营养物质破坏，避免油和盐摄入过多。

表 2-31　1700 千卡一周食谱示范（周日）

餐次	菜肴名称	配料	用量（g）	油用量（g）
早餐	鸡蛋燕麦饼	燕麦片	50	3
		鸡蛋	50	
		纯牛奶	150	
	小米粥 *	小米	15	
	笋尖拌木耳	春笋	100	4
		水发木耳	20	
上午加餐	水果	猕猴桃	150	
午餐	三色藜麦饭 *	藜麦	20	
		大米	30	
		玉米糁	15	
	牛肉炖土豆 *	牛肉（肥瘦）	40	4
		土豆	40	
		胡萝卜	20	
	清炒菜心	菜心	100	2
	韭菜炒豆芽	韭菜	50	3
		绿豆芽	30	
下午加餐	牛奶	纯牛奶	200	
晚餐	玉米面发糕	玉米面	35	
		全麦面粉	30	
	娃娃菜虾仁煲	娃娃菜	90	4
		虾仁	50	
		水发木耳	20	
		腐竹	15	
	蒜炒红薯叶 *	红薯叶	100	4
晚上加餐	坚果	腰果（熟）	10	

注 *：①早餐的主食由小米粥（小米 15 克）和鸡蛋燕麦饼（燕麦 50 克）分摊。小米粥的血糖生成指数（GI）为 60，比白米粥略低一些，但仍要避免一次摄入太多。

②三色藜麦饭中藜麦、玉米糁和大米可以同时下锅煮熟，都无须提前浸泡。可以将藜麦、玉米糁和大米按照 1∶1∶2 的比例事先混合均匀装在米桶里，方便做饭时盛取。

③牛肉炖土豆的制作时间比较长，可以在制作这道菜的同时炒菜心和韭菜炒豆芽。这样一来，做一顿饭大约只需半小时时间。要注意土豆属于主食类，应该代替一部分米、面食用（本食谱计算时已经减少了米、面）。

④红薯叶的膳食纤维含量较高，每100克红薯叶中膳食纤维含量高达2.8克，远超普通蔬菜，对控制餐后血糖格外有益。红薯叶还是高钙蔬菜的典型代表，钙含量高达180毫克/100克。

表 2-32　1700 千卡一周食谱综合评价

指标	实际摄入量	推荐摄入量	实际摄入量达到推荐摄入量百分比
能量及核心营养素摄入量			
能量（kcal）	1706	1700	100%
碳水化合物供能比（%）	50%		
碳水化合物（g）	215.4		
蛋白质供能比（%）	19%	15%～20%	
蛋白质（g）	80.3	1.2g/kg～1.5g/kg	
脂肪供能比（%）	31%	≤ 35%	
脂肪（g）	58.7		
维生素矿物质营养素摄入量			
维生素 A（μg）	863	800	107.9%
维生素 C（mg）	144.5	100	144.5%
维生素 D（ug）	2.2	10	22.0%
叶酸（ug）	312	400	78.0%
维生素 B$_1$（mg）	1.05	1.2	87.5%
维生素 B$_2$（mg）	1.44	1.2	120.0%
钙（mg）	1029	800	128.6%
铁（mg）	24.8	12	206.7%
锌（mg）	12.46	12.5	99.7%
硒（ug）	48.08	60	80.1%
镁（mg）	419	330	127.0%
三餐供能比（%）			
早餐及上午加餐	32%	30%～35%	
午餐及下午加餐	33%	30%～35%	
晚餐及晚上加餐	35%	30%～35%	

评价结论

❶ 能量和碳水化合物、蛋白质、脂肪摄入量符合 1700 千卡能量级糖尿病患者需要。

❷ 维生素 A、维生素 C、维生素 B₂、钙、铁、锌、镁等均达到推荐量的 90% 以上，能够充分满足糖尿病患者的营养需要。

❸ 维生素 D、叶酸、硒略有不足，建议通过营养补充剂适量补充。

❹ 食谱中食材种类多样、齐全（日均摄入 20 种以上食材），其数量兼顾营养素、饱腹感和血糖控制，突出了全谷物／粗杂粮、蔬菜、菌藻类和奶类摄入量，多次食用魔芋制品，肉类、鱼虾、蛋类和大豆制品摄入量亦有保证。

❺ 食谱采用"3+3"模式，三餐和加餐能量分配合理，供能比合理。加餐多采用奶类（脱脂牛奶或不加糖酸奶）、坚果及 GI 较低的水果。

❻ 烹调油推荐使用橄榄油、茶籽油、亚麻籽油、香油等多种植物油，全天约 23 克；建议使用低钠高钾盐，全天用量不超过 5 克。

1800 千卡一周食谱示范

1800 千卡食谱适用于身高在 168 厘米左右、体形正常（不胖不瘦）、从事轻体力工作的糖尿病患者，或者身高在 180 厘米左右、肥胖、从事轻体力工作的糖尿病患者，以及其他经过计算每日总能量级别为 1800 千卡的糖尿病患者。

一周食谱按照"3+2"模式（3次正餐、2次加餐）设计。各类食物平均每天大致摄入量为谷薯类 225 克、蔬菜 530 克、水果 160 克、畜禽肉类 65 克、水产类 75 克、蛋类 55 克、奶制品 385 克、大豆及坚果 20 克、烹调油 28 克和食盐 5 克。每天具体食物安排见表 2-33 ～表 2-39，供读者参考。

一周食谱营养素分析评价见表 2-40，供读者进一步了解食谱营养内涵。平均每天能量摄入 1813 千卡，碳水化合物供能比为 51%；蛋白质 86 克，供能比为 19%；脂肪供能比为 30%。三餐（含加餐）供能比分别为 33%、35%、32%。

表 2-33 1800 千卡一周食谱示范（周一）

餐次	菜肴名称	配料	用量（g）	油用量（g）
早餐*	蛋煎面包片	全麦面粉	30	4
		鸡蛋	50	
	杂豆米粥	红小豆	5	
		绿豆	5	
		鹰嘴豆	5	
		大米	10	
		红芸豆	5	
		红花豆	5	
	秋葵蚬肉拌彩椒	秋葵	100	5
		甜椒	30	
		河蚬	10	
	牛奶	纯牛奶	200	
上午加餐*	水果拼盘	苹果	100	
		草莓	50	
		圣女果	50	
午餐*	红豆米饭	红小豆	40	
		大米	40	
	小鸡炖蘑菇	鸡腿	70	3
		榛蘑（干）	15	
	蒜茸炒豌豆苗	豌豆苗	80	3

餐次	菜肴名称	配料	用量（g）	油用量（g）
	番茄炒花菜	西红柿	30	3
		菜花	60	
下午加餐*	牛奶	脱脂牛奶	250	
晚餐*	三色藜麦米饭	藜麦	30	
		玉米糁（黄）	30	
		大米	30	
	彩椒炒螺片	扇贝（鲜）	50	3
		彩椒	70	
		腰果	10	
	韭菜炒豆芽	韭菜	50	3
		绿豆芽	30	
	小白菜豆腐汤	小白菜	50	3
		豆腐	50	
		海米	3	

注 *：早、午、晚三餐和加餐的照片及点评见图2-25～图2-30。

早餐和上午加餐食谱

点评：杂豆米粥由多种杂豆混合制成，如红小豆、绿豆、鹰嘴豆和几种芸豆，等等。现在市面上有这种混合杂豆产品可以买到，一个袋子里有一二十种杂豆，食用方便。杂豆细胞致密、膳食纤维含量丰富，豆皮中还含有一些降低消化酶活性的抗营养物质，故做成粥后消化速度比普通粮食要慢得多，血糖反

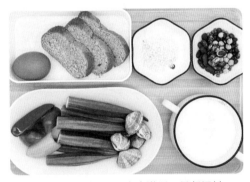

图 2-25　1800 千卡食谱周一早餐原料

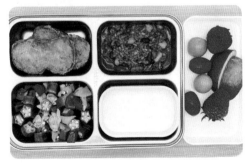

图 2-26　1800 千卡食谱周一早餐和上午加餐

应也非常低。这些豆子提前浸泡 8 ～ 10 小时后，也可以跟大米一起做成杂豆米饭，都是适合糖尿病患者的主食。

秋葵含有很多黏性的、可溶性膳食纤维，含量为 3.9 毫克 /100 克，这让它吃起来有点黏糊糊、滑溜溜的口感。这些膳食纤维在小肠内无法消化吸收，还会干扰葡萄糖和胆固醇的吸收，从而有助于降低餐后血糖和血脂。

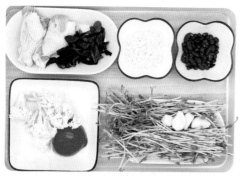

图 2-27　1800 千卡食谱周一午餐原料

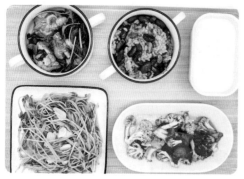

图 2-28　1800 千卡食谱周一午餐和下午加餐

午餐和下午加餐食谱点评：午餐的搭配大致是"1+1+2"配餐模式，两个"1"是指一份主食、一份蛋白质食物 / 荤菜，"2"是指两份蔬菜 / 素菜。比如今日午餐，一份主食是红豆米饭，一份蛋白质食物是小鸡炖蘑菇，两份蔬菜是蒜茸炒豌豆苗和番茄炒花菜。把它们装在四个格子的分餐盘里，会发现主食刚好占一个格子，蛋白质食物占一个格子，蔬菜占两个格子。这种四个格子的分餐盘自带营养搭配功能，建议糖尿病患者在家吃饭、在外就餐都可以使用。

晚餐食谱点评：晚餐也是"1+1+2"配餐模式，一份主食（三色藜麦米饭），一份蛋白质食物 / 荤菜（彩椒炒螺片），两份蔬菜 / 素菜（韭菜炒豆芽和小白菜豆腐汤）。三色藜麦米饭的做法见第五章推荐的菜肴 3。

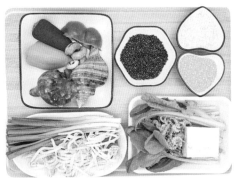
图 2-29　1800 千卡食谱周一晚餐原料

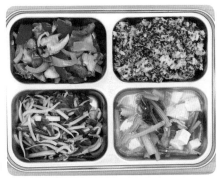
图 2-30　1800 千卡食谱周一晚餐

表 2-34　1800 千卡一周食谱示范（周二）

餐次	菜肴名称	配料	用量（g）	油用量（g）
早餐	玉米面发糕*	玉米面	40	
		小麦粉	30	
	蒸蛋羹	鸡蛋	50	2
	牛奶	纯牛奶	200	
	菠菜木耳拌魔芋丝*	菠菜	60	5
		水发木耳	20	
		魔芋丝	50	
上午加餐	水果	蓝莓	100	
午餐	黄金米饭	大米	40	
		玉米糁	40	
	彩椒炒猪肝*	猪肝	25	4
		洋葱	30	
		甜椒	40	
	白菜炒虾仁	虾仁	40	4
		大白菜	60	
	荷兰豆炒彩椒	荷兰豆	50	4
		彩椒	30	
下午加餐	牛奶	纯牛奶	200	

餐次	菜肴名称	配料	用量（g）	油用量（g）
晚餐	黑椒牛肉酱意大利面 *	意大利面	70	4
		牛肉	40	
		洋葱	30	
	三文鱼炖豆腐 *	三文鱼	40	3
		豆腐	60	
	凉拌莴笋	莴笋	100	2
		辣椒	5	
		花生	10	
	蚝油西生菜	西生菜	70	2

注 *：①玉米是最常见的粗杂粮之一。除玉米饼外，把玉米面与全麦面粉混合做成二合面馒头、花卷或发糕（早餐的玉米面发糕），把玉米糁与大米混合做成米饭（午餐的黄金米饭），把玉米糁或玉米面煮成粥，甚至煮熟的鲜玉米（甜玉米、糯玉米除外）都是适合糖尿病患者的主食。玉米富含膳食纤维和类胡萝卜素，直链淀粉比例高，血糖生成指数（GI）低于大多数谷物。

②菠菜木耳拌魔芋丝是一道补充膳食纤维的菜肴，具体做法见第五章推荐的菜肴88。菠菜、木耳和魔芋丝都是富含膳食纤维的蔬菜，有助于增强饱腹感和控制餐后血糖。魔芋丝、魔芋结、魔芋块等魔芋制品的保质期较长，可达 6 个月～1 年，无须冷冻或冷藏，放在常温阴凉干燥的环境中即可，故建议糖尿病患者家中常备魔芋制品。除拌蔬菜外，魔芋丝还可以做成魔芋丝蔬菜汤、杂蔬炒魔芋丝或者代替粉条加入饺子馅、包子馅里。

③彩椒炒猪肝是很好的补铁补血菜肴。猪肝含铁丰富，吸收率高，与富含维生素 C 的青椒等蔬菜搭配，可进一步提高铁的吸收利用率。彩椒炒猪肝的制作方法见第五章推荐的菜肴 60。

④意大利面（通心面）虽然并不是全谷物或粗杂粮，但因原料和工艺较特殊，其血糖生成指数（GI）较低，只有 45，远低于普通面条（GI 为 82）。与蔬菜和肉类搭配食用，整餐 GI 会进一步降低，所以很适合糖尿病患者食用。黑椒牛肉酱意大利面的烹制方法见第五章推荐的菜肴 13。

⑤三文鱼富含 DHA、EPA 等 ω-3 型多不饱和脂肪酸，对血脂、血压都有好处。三文鱼也是含维生素 D 最多的食物之一，对骨骼健康有益。三文鱼肉是红色的，其红色主要来自虾青素，虾青素具有超强的抗氧化能力。三文鱼可蒸、可煮、可炖、可煎、可烤。三文鱼炖豆腐的烹制方法可参考本书第五章推荐的菜肴 32（注意原料重量不同）。

表 2-35　1800 千卡一周食谱示范（周三）

餐次	菜肴名称	配料	用量（g）	油用量（g）
早餐	西红柿鸡蛋荞麦面*	荞麦面	70	7
		鸡蛋	50	
		西红柿	40	
		油菜	80	
		金针菇	20	
	牛奶	纯牛奶	150	
上午加餐	水果	柚子	200	
午餐	燕麦米饭*	燕麦	40	
		大米	50	
	清蒸黄花鱼	小黄花鱼	60	4
	蚝油炒杏鲍菇	杏鲍菇	100	4
	白灼菜心	菜心	100	4
下午加餐	牛奶	纯牛奶	200	
晚餐	绿豆米饭*	绿豆	30	
		大米	50	
	茭白拌鸡丝*	鸡胸脯肉	50	4
		茭白	60	
		青辣椒	10	
		杏仁	10	
	杂蔬炒豆皮汤	豆腐丝	25	4
		黄瓜	20	
		胡萝卜	20	
		水发木耳	20	
	青炒莴笋叶	莴笋叶	50	3

　　注 *：①普通面条血糖生成指数（GI）较高，不太适合糖尿病患者食用，但荞麦面条不同。荞麦面本身的血糖生成指数（GI）较低，再搭配一些蔬菜（西红柿、油菜和金针菇）和鸡蛋，整体食物 GI 会进一步降低，适合糖尿病患者食用，有助于餐后血糖管理和增强饱腹感。西红柿鸡蛋荞麦面烹调方法简单，10 分钟就可以做完，西红柿、油菜、金针菇搭配在一起颜色鲜艳，刺激食欲，好看又好吃。西红柿鸡蛋荞麦面的做法见第五章推荐的菜肴 21。

　　②燕麦米饭中大米和燕麦各占一半，燕麦可以用压制的燕麦片，也可以用燕麦米（完整燕麦颗粒），前者无须提前浸泡，后者需要提前冷水浸泡 6 ～ 8 小时，或者燕麦米先煮开 15 分钟再与大米混合做饭。燕麦米饭中燕麦比例越高对餐后血糖越好，但对

于消化功能较弱的人，燕麦片的数量要由少到多，逐渐适应。

③绿豆米饭有助于餐后血糖平稳，在制作时，绿豆与大米的比例大致是 1：2，要提前把绿豆浸泡 8～10 小时，然后再与大米同煮，否则不能与大米一起煮熟。

④茭白拌鸡丝中所用的鸡胸脯肉是典型的高蛋白、低脂肪食材，煮熟的鸡胸肉撕成丝，加入焯好的茭白丝和青椒丝，用调好的酱汁搅拌均匀，最后撒上杏仁，美味又营养。茭白拌鸡丝的制作方法见第五章推荐的菜肴 51。

表 2-36　1800 千卡一周食谱示范（周四）

餐次	菜肴名称	配料	用量（g）	油用量（g）
早餐	全麦馒头	全麦面粉	40	
		小麦粉	30	
	鸡蛋炒豌豆苗*	豌豆苗	30	3
		鸡蛋	50	
	黄瓜拌腐竹	黄瓜	50	3
		腐竹	15	
	牛奶	纯牛奶	150	
上午加餐	水果	葡萄	150	
午餐	红豆米饭*	红小豆	35	
		大米	50	
	白灼大虾	对虾	70	4
	洋葱炒菌菇	洋葱	70	4
		蟹味菇	80	
	枸杞叶猪肝汤*	枸杞叶	50	3
		猪肝	20	
下午加餐	牛奶	纯牛奶	200	
晚餐	排骨豆角焖面*	荞麦面	70	5
		豆角（鲜）	60	
		排骨	50	
	芝麻拌圆白菜	圆白菜	100	3
		黑芝麻	5	
	蒜泥茄子	茄子	70	2

注*：①每天早晨一个鸡蛋，基本是糖尿病食谱的"标配"。水煮蛋、蒸蛋羹和蔬菜炒鸡蛋（比如鸡蛋炒豌豆苗、西红柿炒鸡蛋）等都是适合糖尿病患者的吃法。推荐没有血脂异常的糖尿病患者每天吃一个鸡蛋，血脂异常者每周可以吃 3～5 个鸡蛋。

②红豆米饭是特别适合糖尿病患者的主食，红豆与大米的比例可以是 3：5，也

可以是 1 : 2。因为红豆的血糖生成指数（GI）很低，所以红豆米饭的 GI 也明显低于白米饭，有助于控制餐后血糖。红豆要提前浸泡 8 ～ 10 小时，或者提前煮 20 分钟之后再与大米混合做饭。为了方便，建议一次多做一些红豆米饭，按自己的分量分装好，放在冰箱冷冻层，每次吃之前解冻加热即可。

③枸杞叶猪肝汤所用的枸杞叶一般在春天最嫩，冬季也能吃到，在广东地区很常见。枸杞叶富含类胡萝卜素、维生素 C、钾、钙等营养素，既可以炒食，还可以用来煮汤。枸杞叶猪肝汤的烹调方法见第五章推荐的菜肴 62。

④排骨豆角焖面的做法见第五章推荐的菜肴 17。

表 2-37　1800 千卡一周食谱示范（周五）

餐次	菜肴名称	配料	用量（g）	油用量（g）
早餐	全麦列巴 *	全麦面粉	40	
	蔬菜瘦肉小米粥 *	芹菜	20	
		油菜	10	
		小米	20	
		猪里脊肉	15	
	茼蒿炒鲜蘑 *	茼蒿	60	2
		鲜蘑	40	
	日式蒸蛋羹	鸡蛋	50	3
		香菇	10	
		干贝	5	
	牛奶	纯牛奶	150	
上午加餐	水果	苹果	200	
午餐	芸豆糙米饭 *	糙米	30	
		大米	30	
		白芸豆	20	
	蒜茸西蓝花	西蓝花	100	3
	醋熘娃娃菜	娃娃菜	100	3
	家常烧鸭块	鸭	40	4
		甜椒	20	
		彩椒	20	
下午加餐	酸奶	不加糖酸奶	200	
晚餐	绿豆米饭	绿豆	30	
		大米	40	
	香煎三文鱼 *	三文鱼	50	3

続表

餐次	菜肴名称	配料	用量（g）	油用量（g）
	花生拌苦菊	苦菊	70	3
		香菜	10	
		花生	10	
		紫甘蓝	20	
		豆腐	30	
	辣炒黄豆芽	黄豆芽	100	4
		小葱	10	
		辣椒	10	

注*：①全麦列巴（面包）的血糖生成指数（GI）较低，适合糖尿病患者作为主食吃。由于列巴质地较硬，所以早餐特意搭配了一碗青菜瘦肉小米粥和牛奶。在小米粥中加入一些蔬菜（芹菜和油菜）和瘦肉，对稳定餐后血糖有帮助。茼蒿炒鲜蘑是为了增加早餐整体的蔬菜摄入量。

②芸豆糙米饭是把白芸豆、大米、糙米按照大致 2 ∶ 3 ∶ 3 的比例混合之后做成的米饭。白芸豆需要提前浸泡 8 ～ 10 小时，糙米也要提前浸泡 6 ～ 8 小时。白芸豆属于杂豆类，富含蛋白质、淀粉、膳食纤维、B 族维生素和钙、铁、锌等矿物质，具有很好的健康价值。在此基础上，白芸豆含有一种特殊成分——α-淀粉酶抑制剂（α-AI），可以抑制食物中淀粉消化吸收。在人体试验中，添加白芸豆提取物（以 α-AI 为主）降低了食物的血糖生成指数（GI），有助于改善餐后血糖。像魔芋一样，白芸豆也被广泛用于加工制作减肥食品、糖尿病食品等。

③香煎三文鱼的烹制方法参考第五章推荐的菜肴 39（注意原料重量有所不同）。

表 2-38　1800 千卡一周食谱示范（周六）

餐次	菜肴名称	配料	用量（g）	油用量（g）
早餐*	玉米发糕	玉米面	30	
		全麦面粉	40	
	葱炒鸡蛋	鸡蛋	50	3
	牛奶	纯牛奶	200	
	芹菜苗拌银鱼	芹菜苗	80	4
		水发木耳	20	
		银鱼	20	
上午加餐	水果	梨	200	

餐次	菜肴名称	配料	用量（g）	油用量（g）
午餐*	奶香全麦花卷	全麦面粉	30	
		小麦粉	30	
		纯牛奶	50	
	白萝卜烧牛肉	牛肉（肥瘦）	80	4
		白萝卜	50	
	浇汁莜麦菜	莜麦菜	70	4
	荷兰豆炒白玉菇	荷兰豆	50	4
		白玉菇	30	
下午加餐	牛奶	纯牛奶	200	
晚餐*	燕麦米饭	燕麦	40	
		大米	40	
	红烧鲤鱼	鲤鱼	50	5
	韭菜炒豆干	韭菜	100	3
		豆腐干	50	
	萝卜丝西红柿鲜虾锅*	西红柿	40	3
		金针菇	20	
		青萝卜	40	
		虾仁	40	

注*：①本书强烈推荐糖尿病配餐采用"1+1+2"模式，即每顿正餐包含1份主食、1份蛋白质食物／荤菜、2份蔬菜／素菜。把它们装在四个格子的分餐盘里，主食刚好占一个格子，蛋白质食物占一个格子，蔬菜占两个格子。四格分餐盘用于早餐时可进一步简化为"四样"模式，即主食（玉米发糕）、鸡蛋、牛奶和蔬菜（芹菜苗拌银鱼）。

②午餐是标准的"1+1+2"模式，即1份主食（奶香全麦花卷）、1份荤菜（白萝卜烧牛肉）和2份素菜（浇汁莜麦菜和荷兰豆炒白玉菇），合起来也是四样。

③晚餐也是标准的"1+1+2"模式，即主食（燕麦米饭）、1份荤菜（红烧鲤鱼）和2份素菜（韭菜炒豆干和萝卜丝西红柿鲜虾锅），合起来还是四样。萝卜丝西红柿鲜虾锅是一款低脂、低盐，口味鲜美的控糖菜肴，具体做法见第五章推荐的菜肴65。

表 2-39　1800 千卡一周食谱示范（周日）*

餐次	菜肴名称	配料	用量（g）	油用量（g）
早餐	玉米发糕	玉米面（黄）	30	
		全麦面粉	40	
	苦瓜拌木耳	苦瓜	80	4
		水发木耳	20	
	蒸蛋羹	鸡蛋	50	3
		香菇	10	
	牛奶	纯牛奶	200	
上午加餐	牛奶	纯牛奶	150	
午餐	糙米饭	糙米	40	
		大米	40	
	三杯鸡*	鸡肉	60	4
		油菜	20	
	蒜茸奶白菜	奶白菜	100	4
	黄瓜丝蚬子汤	黄瓜	30	4
		河蚬	30	
		鸡蛋	30	
下午加餐	水果	橘子	100	
	坚果	开心果	10	
晚餐	燕麦红米饭	燕麦	20	
		红米	20	
		大米	40	
	鳕鱼沙拉	鳕鱼	50	3
		西生菜	30	
		圣女果	30	
	双菇烩油菜	油菜	90	2
		香菇	60	
		白玉菇	30	
	麻婆豆腐	猪肉	15	2
		北豆腐	40	

　　注 *：①糖尿病患者每顿正餐食材或菜肴种类都要尽可能丰富一些，这不仅有助于营养均衡，更有助于血糖管理。一般来说，吃得越单调，则血糖越不稳定；吃得越复杂（但总能量不过多），则越有助于血糖稳定。

②主食类有玉米面发糕、糙米饭、燕麦红米饭。这三款主食有六种食材，即全麦面粉、玉米面、糙米、大米、燕麦和红米，除大米外，其余均为全谷物或粗杂粮。蔬菜有苦瓜、木耳、香菇、奶白菜、黄瓜、西生菜、圣女果、油菜和白玉菇九种。蛋白质食物有鸡蛋、牛奶、鸡肉、河蚬、鳕鱼、猪肉和豆腐七种。这些食材搭配成不同的主食或菜肴，大多数简单易操作。传统的三杯鸡要加入白砂糖进行烹制，这里对做法进行了改良，详见第五章推荐的菜肴50。

表 2-40　1800 千卡一周食谱综合评价

指标	实际摄入量	推荐摄入量	实际摄入量达到推荐摄入量百分比
能量及核心营养素摄入量			
能量（kcal）	1813	1800	100%
碳水化合物供能比（%）	51%		
碳水化合物（g）	231.3		
蛋白质供能比（%）	19%	15% ~ 20%	
蛋白质（g）	86	1.2g/kg ~ 1.5g/kg	
脂肪供能比（%）	30%	≤ 35%	
脂肪（g）	60.9		
维生素矿物质营养素摄入量			
维生素 A（μg）	881	800	110.1%
维生素 C（mg）	145.4	100	145.4%
维生素 D（ug）	11	10	110.0%
叶酸（ug）	375.9	400	94.0%
维生素 B_1（mg）	1.03	1.2	85.8%
维生素 B_2（mg）	1.5	1.2	125.0%
钙（mg）	926	800	115.8%
铁（mg）	22.7	12	189.2%
锌（mg）	11.96	12.5	95.7%
硒（ug）	49.81	60	83.0%
镁（mg）	397	330	120.3%
三餐供能比（%）			
早餐及上午加餐	33%	30% ~ 35%	
午餐及下午加餐	35%	30% ~ 35%	
晚餐	32%	30% ~ 35%	

评价结论

① 能量和碳水化合物、蛋白质、脂肪摄入量符合 1800 千卡能量级糖尿病患者需要。

② 维生素A、维生素D、维生素C、维生素B_2、叶酸、钙、铁、锌、镁等均达到推荐量的 90% 以上，能够充分满足糖尿病患者的营养需要。

③ 维生素B_1、硒略有不足，建议通过营养补充剂适量补充。

④ 食谱中食材种类多样、齐全（日均摄入 20 种以上食材），其数量兼顾营养素、饱腹感和血糖控制，突出了全谷物/粗杂粮、蔬菜、菌藻类和奶类摄入量，多次食用魔芋制品，肉类、鱼虾、蛋类和大豆制品摄入量亦有保证。

⑤ 食谱采用"3+2"模式，三餐和加餐能量分配合理，供能比合理。加餐多采用奶类（纯牛奶或不加糖酸奶）、坚果及 GI 较低的水果。

⑥ 烹调油推荐使用橄榄油、茶籽油、亚麻籽油、香油等多种植物油，全天约 28 克；建议使用低钠高钾盐，全天用量不超过 5 克。

1900 千卡一周食谱示范

1900 千卡食谱适用于身高在 170 厘米左右、体型正常（不胖不瘦）、从事轻体力工作的糖尿病患者，或者身高在 185 厘米左右、肥胖、从事轻体力工作的糖尿病患者，以及其他经过计算每日总能量级别为 1900 千卡的糖尿病患者。

一周食谱按照"3+3"模式（3 次正餐、3 次加餐）设计。各类食物平均每天大致摄入量为谷薯类 240 克、蔬菜 530 克、水果 200 克、畜禽肉类 50 克、水产类 70 克、蛋类 60 克、奶制品 500 克、大豆及坚果 31 克、烹调油 26 克和食盐 5 克。每天具体食物安排见表 2-41 ～表 2-47，供读者参考。

一周食谱营养素分析评价见表 2-48，供读者进一步了解食谱营养内涵。平均每天能量摄入 1894 千卡，碳水化合物供能比为 50%；蛋白质 92.4 克，供能比为 20%；脂肪供能比为 30%。三餐（含加餐）供能比分别为 31%、36%、33%。

表 2-41　1900 千卡一周食谱示范（周一）

餐次	菜肴名称	配料	用量（g）	油用量（g）
早餐*	圆白菜全麦煎饼	全麦面粉	30	4
		圆白菜	30	
		胡萝卜	20	
	紫米粥	紫米	15	
		大米	15	
		莲子（干）	5	
	三彩菠菜	菠菜	80	2
		水发木耳	20	
		鸡蛋	20	
	蒸蛋羹	鸡蛋	50	2
上午加餐*	紫薯奶昔	纯牛奶	200	
		紫薯	40	
午餐*	红豆板栗米饭	红小豆	30	
		大米	30	
		栗子（熟）	20	
	豆豉苦瓜炒三文鱼丁	三文鱼	80	4
		苦瓜	40	
		洋葱	20	
		淡豆豉	10	
	西红柿炒菜花	西红柿	40	3
		菜花	50	
	清炒豌豆苗	豌豆苗	80	3

餐次	菜肴名称	配料	用量（g）	油用量（g）
下午加餐*	水果	草莓	100	
	酸奶	不加糖酸奶	200	
晚餐*	绿豆薏米饭	薏米	30	
		大米	30	
		绿豆	10	
	蒜香羊排	羊排	80	
	香菇炒油菜	油菜	70	3
		香菇	40	
	芹菜彩椒炒香干	芹菜	50	2
		彩椒	20	
		豆腐干	20	
晚上加餐*	核桃紫米糊	核桃	15	
		紫米	15	

注*：早、午、晚三餐和加餐的照片及点评见图 2-31～图 2-36。

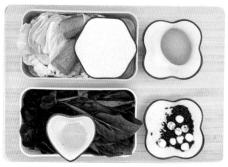

图 2-31　1900 千卡食谱周一早餐原料

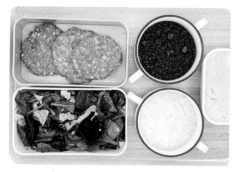

图 2-32　1900 千卡食谱周一早餐和上午加餐

早餐和上午加餐食谱点评： 早餐的主食是一碗紫米粥和一份圆白菜全麦煎饼，虽然是两种主食，但主食总量并没有额外增加。主食总量（碳水化合物的数量）尽可能控制在一定范围内，这是糖尿病配餐的关键之一。紫米粥用 1：1 的紫米和大米熬煮，适合喜欢喝粥的患者。在全麦煎饼中加入胡萝卜和圆白菜，不但好吃，还能降低血糖生成指数（GI）。

上午加餐紫薯奶昔，是把紫薯蒸熟后与牛奶一起用搅拌机搅拌。牛奶和紫薯混合在一起吃，比单独吃紫薯的餐后血糖水平低一些。

午餐和下午加餐食谱点评：午餐是典型的"1+1+2"模式，即 1 份主食（红豆板栗米饭）、1 份蛋白质食物 / 荤菜（豆豉苦瓜炒三文鱼丁）和 2 份蔬菜 / 素菜（西红柿炒菜花和清炒豌豆苗）。

红豆板栗米饭是在红豆米饭的基础上又加了一些板栗。除了加板栗，还可以在红豆米饭中加入鹰嘴豆、豌豆、花豆、紫薯、山药等食材。豆豉苦瓜炒三文鱼丁的具体做法见第五章推荐的菜肴 33。三文鱼是一种特别值得推荐的健康食材，有很多吃法，将在本书第五章详细介绍。

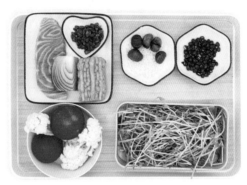

图 2-33　1900 千卡食谱周一午餐原料

西红柿炒菜花的烹调方法很简单，先把西红柿煸炒出汁，加入菜花翻炒至熟。菜花中融入西红柿淡淡的酸味，很开胃，也很好看。如果这道菜要加番茄酱的话，只能加不添加糖的纯番茄酱，而不是番茄沙司等添加糖的调味汁。

下午加餐是低血糖生成指数（GI）水果（草莓）与奶制品（不加糖酸奶）的组合。

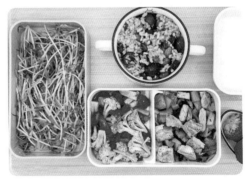

图 2-34　1900 千卡食谱周一午餐和下午加餐

晚餐和晚上加餐食谱点评：晚餐是典型的"1+1+2"模式，即 1 份主食（绿豆薏米饭）、1 份蛋白质食物 / 荤菜（蒜香羊排）和 2 份蔬菜 / 素

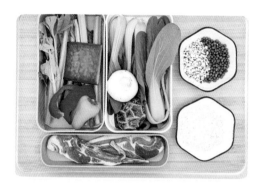

图 2-35 1900 千卡食谱周一晚餐原料

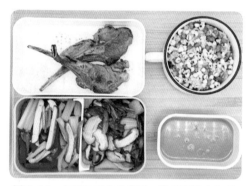

图 2-36 1900 千卡食谱周一晚餐和晚上加餐

菜（香菇炒油菜和芹菜彩椒炒香干）。把它们装在四个格子的分餐盘里，会发现主食刚好占一个格子，蛋白质食物占一个格子，蔬菜占两个格子。这种四个格子的分餐盘自带营养搭配功能，建议糖尿病患者在家吃饭、在外就餐都使用分餐盘。

晚上加餐核桃紫米糊可以在睡前 1 小时食用，有助于避免夜间出现低血糖。其做法很简单，将核桃仁和紫米加入适量水之后煮至糊状即可。

餐次	菜肴名称	配料	用量（g）	油用量（g）
早餐	燕麦牛奶饼	燕麦片	70	2
		纯牛奶	150	
		鸡蛋	60	
	黄瓜彩椒拌紫甘蓝	黄瓜	30	3
		彩椒	20	
		紫甘蓝	50	
上午加餐	水果	橘子	100	
午餐	黑椒牛柳意大利面	意大利面	80	5
		西红柿	60	
		洋葱	20	
		牛里脊	70	

表 2-42　1900 千卡一周食谱示范（周二）

餐次	菜肴名称	配料	用量（g）	油用量（g）
	芹菜炒豆干	芹菜	70	5
		豆腐干	40	
	蒜茸茼蒿	茼蒿	70	3
下午加餐	牛奶	纯牛奶	150	
晚餐	玉米楂饭	玉米楂	40	
		大米	50	
	炒三丝	莴笋	70	3
		茭白	60	
		彩椒	30	
	蒜薹炒鱿鱼	鱿鱼	70	2
		蒜薹	100	
晚上加餐	坚果	腰果	10	
	牛奶	纯牛奶	150	

注 *：今日食谱中的蔬菜类菜肴有黄瓜彩椒拌紫甘蓝、芹菜炒豆干、蒜茸茼蒿、炒三丝、蒜薹炒鱿鱼等，蔬菜总量超过 500 克，而且有一大半是深色蔬菜（绿色、红色、黄色等），这些五颜六色的蔬菜提供了丰富的花青素、类胡萝卜素、膳食纤维、维生素和矿物质等对糖尿病患者有益的成分。

如果就餐人数比较少，有些食材可能一餐用不完，剩下的食材可以留到下一餐换一种搭配或烹调方法，比如早餐（黄瓜彩椒拌紫甘蓝）没用完的彩椒可以用到晚餐（炒三丝）中。这样做的好处是不浪费，而且每一餐都吃得很丰富，避免单调，有助于管理餐后血糖。

表 2-43　1900 千卡一周食谱示范（周三）

餐次	菜肴名称	配料	用量（g）	油用量（g）
早餐	玉米面发糕	玉米面	40	
		全麦面粉	40	
	温拌西蓝花 *	西蓝花	100	5
	五香鹌鹑蛋	鹌鹑蛋	60	4
	牛奶	纯牛奶	150	
上午加餐	牛奶	纯牛奶	150	

餐次	菜肴名称	配料	用量（g）	油用量（g）
午餐	二米饭*	小米	40	
		大米	40	
	枸杞叶猪肝汤	枸杞叶	50	4
		猪肝	40	
	蒜香胡萝卜缨	胡萝卜缨	120	4
	肉末烧冬瓜	猪里脊	50	4
		冬瓜	80	
下午加餐	水果	猕猴桃	100	
晚餐	绿豆米饭*	绿豆	40	
		大米	40	
	清蒸鳕鱼*	鳕鱼	70	5
	清炒莜麦菜	莜麦菜	80	3
	豆腐西红柿菌菇汤	西红柿	40	3
		豆腐	60	
		金针菇	30	
		香菜	5	
		魔芋丝	40	
晚上加餐	坚果	花生仁	10	

注 *：①温拌西蓝花是一种既简单又营养的快捷吃法。西蓝花焯水后拌入调味汁，如生抽、蚝油、油醋汁等均可。

②小米是目前我国消费量最大的杂粮。单独用小米做成米饭，一般口感较差。把小米与大米按照 1 : 1 的比例混合做成二米饭，口感很好。小米无须提前浸泡，直接与大米混合做饭即可。或者把小米提前浸泡半小时或 1 小时，这样做出来的二米饭口感更好。

③绿豆米饭有助于餐后血糖平稳，在制作时，绿豆与大米的比例是 1 : 1，要提前把绿豆浸泡 8 ~ 10 小时，然后再与大米同煮，否则不能与大米一起煮熟。

④鳕鱼富含优质蛋白质、ω-3 型多不饱和脂肪酸、维生素 A、B 族维生素和铁、锌、钙等矿物质，且容易消化吸收。清蒸是非常健康的一种烹饪方式，鱼肉上锅蒸熟后淋上豉油汁（豉汁酱油），味道鲜美，且能够最大限度地保留食材的营养物质。

表 2-44　1900 千卡一周食谱示范（周四）

餐次	菜肴名称	配料	用量（g）	油用量（g）
早餐	全麦馒头	全麦面粉	40	5
		小麦面粉	30	
	菠菜炒鸡蛋*	菠菜	100	
		鸡蛋	60	
	牛奶	纯牛奶	150	
上午加餐	水果	柚子	200	
午餐	燕麦米饭	燕麦	45	
		大米	45	
	白切鸡*	鸡肉	60	4
	乌塌菜炒海鲜菇	乌塌菜	100	4
		白玉菇	30	
	韭菜炒干豆腐	韭菜	80	4
		豆腐丝	30	
下午加餐	牛奶	纯牛奶	200	
晚餐	红米饭	红米	45	
		大米	45	
	娃娃菜魔芋丝蒸大虾*	娃娃菜	70	6
		魔芋丝	50	
		海虾	80	
	手撕茄子	茄子	100	5
晚上加餐	坚果	腰果	10	

注*：①菠菜在炒之前，一定要先焯水。菠菜经过焯水可以去除大部分草酸，草酸不但影响菜肴口感，还会增加患肾结石的风险。

②白切鸡又叫白斩鸡，是粤菜中的代表菜肴。常见白斩鸡的蘸料中油脂偏多，糖尿病患者的蘸料要注意适当控制食用油的用量。

③娃娃菜魔芋丝蒸大虾是一道营养丰富的控糖菜肴。魔芋丝提供膳食纤维，特别是可溶性的葡甘露聚糖，有助于管理餐后血糖；大虾是高蛋白、低脂肪食物，也有助于降低整餐的血糖生成指数（GI）；娃娃菜提供膳食纤维和维生素 C 等。

表 2-45　1900 千卡一周食谱示范（周五）*

餐次	菜肴名称	配料	用量（g）	油用量（g）
早餐	玉米窝头	玉米面（黄）	30	5
		全麦面粉	50	
	黄瓜拌海带丝	黄瓜	40	
		海带	60	
		豆腐丝	20	
	煮鸡蛋	鸡蛋	60	
上午加餐	水果	桃	100	
	坚果	巴旦木仁	10	
午餐	糙米饭	糙米	40	
		大米	45	
	蒜薹炒肉	蒜薹	70	4
		猪瘦肉	65	
	胡萝卜炒西蓝花	胡萝卜	10	4
		西蓝花	70	
	蒜香炒空心菜	空心菜	70	4
下午加餐	酸奶	不加糖酸奶	100	
晚餐	红豆米饭	红小豆	40	
		大米	45	
	家焖鲅鱼	鲅鱼	80	6
	清炒茼蒿	茼蒿	100	3
	蔬菜豆腐汤	西红柿	60	3
		油菜	40	
		豆腐	50	
晚上加餐	牛奶	纯牛奶	150	

注*：①今日主食共计 250 克（干重），其中早餐（玉米窝头）是玉米面和全麦面粉 80 克；午餐（糙米饭）是糙米和大米 85 克；晚餐（红豆米饭）是红小豆和大米 85 克。从中不难看出，糖尿病患者吃主食的要点，一是三餐主食均匀分配，主食数量大体相当；二是粗细搭配，避免吃纯的精制谷物。如此吃主食才能减少餐后血糖波动。糖尿病患者要尽量避免一餐主食过多，另一餐主食很少或者不吃主食的做法。

②每餐都搭配大量蔬菜也是管理餐后血糖的关键。早餐的黄瓜拌海带丝，午餐的蒜薹炒肉、胡萝卜炒西蓝花、蒜香炒空心菜，晚餐的清炒茼蒿、蔬菜豆腐汤等都是富含膳食纤维的菜肴。膳食纤维在胃内排空速度慢，容易产生饱腹感，在小肠能干扰葡萄糖的吸收，从而减缓餐后血糖升高。

表 2-46　1900 千卡一周食谱示范（周六）

餐次	菜肴名称	配料	用量（g）	油用量（g）
早餐	土豆鸡蛋饼	全麦面粉	50	4
		马铃薯	50	
		鸡蛋	60	
	秋葵炒木耳 *	秋葵	80	3
		木耳	20	
		猪里脊	20	
	牛奶	纯牛奶	150	
上午加餐	水果	苹果	100	
午餐	黑米饭	黑米	40	
		大米	40	
	芹菜炒虾仁	芹菜	60	4
		虾仁	70	
	彩椒炒杏鲍菇	彩椒	30	3
		杏鲍菇	50	
	黄瓜拌腐竹 *	黄瓜	50	3
		腐竹	20	
下午加餐	牛奶	纯牛奶	200	
晚餐	西红柿肉末意面 *	意大利面	80	5
		猪里脊	50	
		洋葱	50	
		西红柿	50	
	韭菜炒豆芽	韭菜	80	3
		黄豆芽	30	
	蒜茸炒菜花	菜花	70	2
晚上加餐	坚果	腰果	10	

注 *：①秋葵含有很多黏性的、可溶性膳食纤维，含量为 3.9 毫克 /100 克，这让它吃起来有点黏糊糊、滑溜溜的口感。这些膳食纤维在小肠内无法消化吸收，还会干扰葡萄糖和胆固醇的吸收，从而有助于降低餐后血糖和血脂。

②腐竹是一种干制的大豆制品，泡发后可拌、可炒、可焖，很方便食用。黄瓜拌腐竹中 20 克腐竹是指干品的重量。糖尿病患者的饮食中每天都要有大豆制品。凉拌是值得推荐的烹调方法，不但能更好地保留食物中的营养素，还能专门使用亚麻籽油、初榨橄榄油、紫苏油、芝麻油、核桃油等高营养价值的食用油。这些"好油"普遍怕高温加热，不适合高温煎炒烹炸。

③意大利面（通心面）虽然不属于全谷物或粗杂粮，但由于原料和工艺比较特殊，

其血糖生成指数（GI）只有 45，比普通面条的 GI 低很多（普通小麦面条 GI 为 82）。再搭配一些蔬菜（洋葱、西红柿）和蛋白质食物（肉末），特别有助于管理餐后血糖。西红柿肉末意面的烹制方法见第五章推荐的菜肴 14。

表 2-47　1900 千卡一周食谱示范（周日）

餐次	菜肴名称	配料	用量（g）	油用量（g）
早餐	西红柿鸡蛋荞麦面 *	荞麦面	70	5
		鸡蛋	60	
		西红柿	40	
		油菜	50	
		金针菇	20	
	牛奶	纯牛奶	150	
上午加餐	水果	柚子	200	
午餐	燕麦米饭	燕麦	40	
		大米	50	
	清蒸黄花鱼 *	小黄花鱼	70	4
	蚝油炒杏鲍菇	杏鲍菇	100	3
	白灼菜心	菜心	100	3
下午加餐	酸奶	不加糖酸奶	200	
	坚果	核桃	10	
晚餐	绿豆米饭	绿豆	40	
		大米	40	
	茭白拌鸡丝 *	鸡胸脯肉	50	5
		茭白	60	
		彩椒	20	
	杂蔬炒豆皮	豆腐丝	35	3
		黄瓜	40	
		胡萝卜	10	
		水发木耳	20	
	炒苋菜 *	苋菜	70	3
晚上加餐	牛奶	纯牛奶	150	

注 *：①西红柿鸡蛋荞麦面大致说来就是一份"烩面"，以荞麦面为基础，加入鸡蛋和西红柿、油菜、金针菇等几种蔬菜。这样一来，主食、蛋白质食物和蔬菜就"一锅出"了，方便快捷、营养全面，适合应对忙碌的早晨。选购荞麦挂面时要注意看配

料表，配料表中只有荞麦面粉的产品最佳，荞麦面粉和全麦面粉都有的产品次之，荞麦面粉和精制小麦面粉混合的，尤其是荞麦面粉排名不是第一的品种最差。

②新鲜的小黄花鱼味道十分鲜美，建议清蒸或者家焖，不要油炸。

③烹调茭白拌鸡丝时，先将鸡胸肉煮熟后，用手撕成细丝备用，茭白切丝后焯水过凉，再和彩椒丝一起凉拌。茭白拌鸡丝的制作方法见第五章推荐的菜肴51。

④苋菜有绿苋菜和红苋菜两种，营养价值都很高，比如每100克绿苋菜中β-胡萝卜素含量达2110毫克，膳食纤维含量达2.2克，钙含量达187毫克。推荐糖尿病患者经常食用。

表2-48　1900千卡一周食谱综合评价

指标	实际摄入量	推荐摄入量	实际摄入量达到推荐摄入量百分比
能量及核心营养素摄入量			
能量（kcal）	1894	1900	100%
碳水化合物供能比（%）	50%		
碳水化合物（g）	241.5		
蛋白质供能比（%）	20%	15%～20%	
蛋白质（g）	92.4	1.2g/kg～1.5g/kg	
脂肪供能比（%）	30%	≤35%	
脂肪（g）	62.4		
维生素矿物质营养素摄入量			
维生素A（μg）	943	800	117.9%
维生素C（mg）	147.4	100	147.4%
维生素D（ug）	8.5	10	85.0%
叶酸（ug）	502.9	400	125.7%
维生素B$_1$（mg）	1.1	1.2	91.7%
维生素B$_2$（mg）	1.55	1.2	129.2%
钙（mg）	1057	800	132.1%
铁（mg）	25.6	12	213.3%
锌（mg）	12.42	12.5	99.4%
硒（ug）	64.025	60	106.7%
镁（mg）	462	330	140.0%

指标	实际摄入量	推荐摄入量	实际摄入量达到推荐摄入量百分比
三餐供能比（%）			
早餐及上午加餐	31%	30% ~ 35%	
午餐及下午加餐	36%	30% ~ 35%	
晚餐及晚上加餐	33%	30% ~ 35%	

评价结论

❶ 能量和碳水化合物、蛋白质、脂肪摄入量符合 1900 千卡能量级糖尿病患者需要。

❷ 维生素 A、维生素 C、维生素 B_1、维生素 B_2、叶酸、钙、铁、锌、镁、硒等均达到推荐量的 90% 以上，能够充分满足糖尿病患者的营养需要。

❸ 维生素 D 略有不足，建议通过营养补充剂适量补充。

❹ 食谱中食材种类多样、齐全（日均摄入 20 种以上食材），其数量兼顾营养素、饱腹感和血糖控制，突出了全谷物／粗杂粮、蔬菜、菌藻类和奶类摄入量，多次食用魔芋制品，肉类、鱼虾、蛋类和大豆制品摄入量亦有保证。

❺ 食谱采用"3+3"模式，三餐和加餐能量分配合理，供能比合理。加餐多采用奶类（纯牛奶或不加糖酸奶）、坚果及 GI 较低的水果。

❻ 烹调油推荐使用橄榄油、茶籽油、亚麻籽油、香油等多种植物油，全天约 26 克；建议使用低钠高钾盐，全天用量不超过 5 克。

2000 千卡一周食谱示范

. . . .

　　2000 千卡食谱适用于身高在 175 厘米左右、体形正常（不胖不瘦）、从事轻体力工作的糖尿病患者，或者身高在 165 厘米左右、从事中等体力工作的糖尿病患者，以及其他经过计算每日总能量级别为 2000 千卡的糖尿病患者。

　　一周食谱按照"3+3"模式（3 次正餐、3 次加餐）设计。各类食物平均每天大致摄入量为谷薯类 270 克、蔬菜 560 克、水果 110 克、畜禽肉类 60 克、水产类 75 克、蛋类 60 克、奶制品 400 克、大豆及坚果 35 克、烹调油 29 克和食盐 5 克。每天具体食物安排见表 2-49 ～表 2-55，供读者参考。

　　一周食谱营养素分析评价见表 2-56，供读者进一步了解食谱营养内涵。平均每天能量摄入 2016 千卡，碳水化合物供能比为 51%；蛋白质 97.7 克，供能比为 19%；脂肪供能比为 30%。三餐（含加餐）供能比分别为 33%、34%、33%。

表 2-49　2000 千卡一周食谱示范（周一）

餐次	菜肴名称	配料	用量（g）	油用量（g）
早餐 *	莜面鱼	莜麦面	90	
	西红柿鸡蛋臊子	鸡蛋	60	4
		西红柿	50	
	菠菜拌木耳	菠菜	80	3
		水发木耳	20	
	牛奶	纯牛奶	200	
上午加餐 *	水果	草莓	100	
午餐 *	红豆米饭	红小豆	45	
		大米	45	
	豆豉苦瓜炒鸡丁	鸡肉	70	4
		苦瓜	30	
		洋葱	20	
		淡豆豉	5	

089

餐次	菜肴名称	配料	用量（g）	油用量（g）
	松茸菌炒青红椒	彩椒	50	4
		松茸	80	
下午加餐 *	蚝油西生菜	西生菜	70	4
	牛奶	纯牛奶	200	
晚餐 *	燕麦米饭	燕麦	45	
		大米	45	
	香煎三文鱼	三文鱼	80	5
	香菇炒油菜	油菜	90	3
		香菇	60	
	芹菜彩椒炒香干	芹菜	50	3
		彩椒	20	
		豆腐干	40	
晚上加餐 *	坚果	核桃	10	

注 *：早、午、晚三餐和加餐的照片和点评见图 2-37 ～图 2-42。

早餐和上午加餐食谱点评：莜面鱼的主要原料是莜麦面，莜麦其实是燕麦的一种（皮燕麦），在山西、内蒙古以及河北一些地区比较常见，其营养价值与普通燕麦（裸燕麦）大同小异，都是适合糖尿病患者的健康食材。莜面鱼鱼吃法很多，可以做成汤面、炒面，可以做成鸡蛋番茄味的，也可以用肉炒。做的时候基本步骤都一样，先蒸莜面鱼，再炒汤料，最后将汤料与莜面鱼混合。莜面鱼鱼的做法见第五章推荐的菜肴 28。

菠菜拌木耳是一款专门用来补充膳食纤维的佐餐小菜。菠菜要先焯水，去除草酸。焯水时在水中加入几滴油和一点儿食盐，可保持菠菜的颜色碧绿。

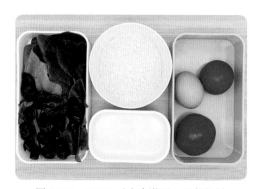

图 2-37　2000 千卡食谱周一早餐原料

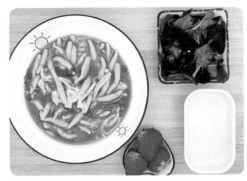

上午加餐中的草莓也是血糖生成指数（GI）较低的水果。草莓季节性较强，买不到时可以用其他低 GI 水果替代，比如李子、柚子、橘子等。

图 2-38　2000 千卡食谱周一早餐和上午加餐

午餐和下午加餐食谱

点评：红豆米饭中红豆与大米的比例是 1：1，红豆要提前浸泡 8～10 小时，或者提前煮沸 20 分钟，再与大米混合一起做饭。红豆可以选红小豆、红芸豆、红扁豆、红腰豆等大小不一、形状不同的"红豆"，它们的基本成分差不多，都很适合糖尿病患者作为主食吃。

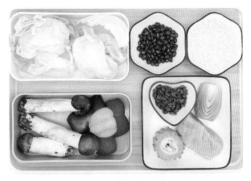

图 2-39　2000 千卡食谱周一午餐原料

豆豉苦瓜炒鸡丁要用鸡胸脯肉来制作，苦瓜要事先焯水去除苦味，豆豉选择淡味豆豉并代替食盐（不用额外加盐）。

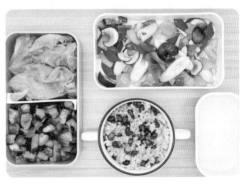

图 2-40　2000 千卡食谱周一午餐和下午加餐

下午加餐是牛奶，牛奶、酸奶等奶制品是最适合作为加餐的食物，对糖尿病患者来说也是如此。

晚餐和晚上加餐食谱点评：像午餐一样，晚餐也是典型的"1+1+2"模式，即 1 份主食（燕麦米饭），1 份蛋白质食物 / 荤菜（香煎三文鱼）和 2 份蔬菜 / 素菜（香菇炒油菜和芹菜彩椒炒香干）。

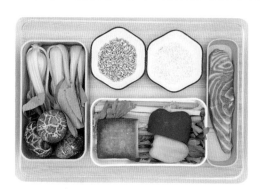

图 2-41　2000 千卡食谱周一晚餐原料

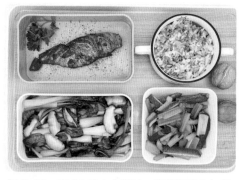

图 2-42　2000 千卡食谱周一晚餐和晚上加餐

燕麦米饭中大米和燕麦各占一半。燕麦可以用压制的燕麦片，也可以用燕麦米（完整燕麦颗粒），前者无须提前浸泡，后者需要提前冷水浸泡 6 ～ 8 小时，或者燕麦米先煮开 15 分钟再与大米混合做饭。

三文鱼是最值得推荐的食物之一，富含 DHA、EPA 等 ω-3 型多不饱和脂肪酸，对血脂、血压都有好处。三文鱼也是含维生素 D 最多的食物之一，对骨骼健康有益。三文鱼肉是红色的，其红色主要来自虾青素，虾青素具有超强的抗氧化能力。三文鱼最知名的吃法是做成生鱼片和寿司生吃，但采用煎、炖、烤等方式烹制同样美味，且更为安全。香煎三文鱼的烹制方法参考第五章推荐的菜肴 39（注意原料重量有所不同）。

晚上加餐是核桃，核桃、开心果、巴旦木、花生等坚果营养价值高，饱腹感强，很适合作为加餐食用。但不要吃太多，一次一小把即可。

表 2-50　2000 千卡一周食谱示范（周二）

餐次	菜肴名称	配料	用量（g）	油用量（g）
早餐	燕麦牛奶鸡蛋饼*	燕麦片	45	4
		纯牛奶	150	
		鸡蛋	60	
		全麦面粉	45	
	黄瓜彩椒拌紫甘蓝*	黄瓜	30	3
		彩椒	20	
		紫甘蓝	50	
上午加餐	水果	橘子	150	
午餐	羽衣甘蓝肉丝面*	意大利面	90	4
		西红柿	40	
		洋葱	20	
		猪里脊	70	
		羽衣甘蓝	60	
	白灼秋葵*	秋葵	70	4
	蒜茸茼蒿	茼蒿	70	4
下午加餐	牛奶	纯牛奶	200	
晚餐	三色藜麦饭	玉米糁	20	
		藜麦	20	
		大米	45	
	白灼虾	对虾	80	3
	香辣拌三丝*	莴笋	50	4
		茭白	30	
		彩椒	20	
	千张炒韭菜	千张	30	4
		韭菜	100	
晚上加餐	坚果	葵花子	10	

注*：①燕麦片、牛奶、鸡蛋可以单独食用，也可以三者混合做成燕麦牛奶鸡蛋饼，做法超级简单，只需将燕麦片、牛奶、鸡蛋、全麦面粉按比例混合在一起，用平底锅（不粘锅）烙熟即可。

②黄瓜、彩椒、紫甘蓝都是可以直接生吃的食物，把它们清洗干净后简单切一下直接凉拌食用，可以根据自己的口味加入少许一品鲜、陈醋、麻油调味即可。

③羽衣甘蓝肉丝面用意大利面（通心面）代替普通的面条。意大利面的血糖生成指数（GI）较低，再搭配蔬菜（西红柿、洋葱）和肉类之后，有助于管理餐后血糖。羽衣甘蓝是一种营养价值很高的十字花科蔬菜，富含类胡萝卜素、维生素 C、叶酸、维生素 K 等营养素，还含有一些含硫化合物，具有抗癌作用，对预防结肠癌、乳腺癌

等很有帮助。羽衣甘蓝肉丝面的做法见第五章推荐的菜肴 19。

④白灼秋葵的具体烹制方法见第五章推荐的菜肴 97。

⑤香辣拌三丝的做法也很简单，莴笋、彩椒、茭白清洗后切细丝，焯水后过凉，就可以直接拌上酱汁食用。

表 2-51　2000 千卡一周食谱示范（周三）

餐次	菜肴名称	配料	用量（g）	油用量（g）
早餐	玉米面发糕	玉米面（黄）	45	
		小麦粉	45	
	温拌西蓝花 *	西蓝花	100	4
	洋葱炒鸡蛋	鸡蛋	60	3
		洋葱	40	
	牛奶	纯牛奶	200	
上午加餐	水果	猕猴桃	100	
午餐	黄金二米饭	小米	45	
		大米	45	
	枸杞叶猪肝汤 *	枸杞叶	50	3
		猪肝	20	
	蒜香空心菜	空心菜	80	4
	肉末茄子	猪里脊	50	5
		茄子	70	
下午加餐	牛奶	纯牛奶	200	
晚餐	绿豆米饭	绿豆	45	
		大米	45	
	清蒸鲈鱼	鲈鱼	60	5
	清炒莜麦菜	莜麦菜	80	3
	豆腐西红柿菌菇煲 *	西红柿	40	3
		北豆腐	80	
		金针菇	35	
		香菜	10	
		魔芋丝	40	
		花蛤蜊	10	
晚上加餐	坚果	花生仁	10	

注 *：①温拌西蓝花做法简单，而且这道菜营养价值较高。西蓝花焯水后拌入调味汁，生抽、蚝油、油醋汁（可以买现成的）等均可。焯水时在水烧开后加入几滴油和

一点儿食盐，再放入西蓝花，半分钟后捞出西蓝花即可。

②枸杞叶猪肝汤所用的枸杞叶一般在春天最嫩，冬季也能吃到，在广东地区很常见。枸杞叶富含类胡萝卜素、维生素C、钾、钙等营养素，既可以炒食，还可以用来煮汤。具体的烹调方法见第五章推荐的菜肴62。

③豆腐西红柿菌菇煲这道菜食材多样、营养丰富。做法是把锅加热，倒入少许油，先把西红柿炒出汁后加适量水，再倒入金针菇、魔芋丝、花蛤蜊、豆腐等各类食材炖煮，味道十分鲜美。这道菜的烹调方法见第五章推荐的菜肴74。

表 2-52　2000 千卡一周食谱示范（周四）

餐次	菜肴名称	配料	用量（g）	油用量（g）
早餐	全麦馒头	全麦面粉	45	5
		小麦粉	45	
	菠菜鸡蛋炒鸡枞 *	菠菜	50	
		鸡蛋	60	
		鸡枞菌	50	
	牛奶	纯牛奶	200	
上午加餐	水果	柚子	100	
午餐	燕麦米饭	燕麦	45	7
		大米	45	
	黄焖鸡 *	鸡腿肉	70	
		洋葱	30	
		胡萝卜	10	
		金针菇	50	
		油菜	40	
	清炒莜麦菜 *	莜麦菜	100	5
下午加餐	牛奶	纯牛奶	200	
晚餐	红米饭	红米	45	
		大米	45	
	娃娃菜魔芋丝蒸扇贝	娃娃菜	70	5
		魔芋丝	60	
		扇贝	70	
	口蘑炒莴笋	胡萝卜	10	3
		莴笋	80	
		口蘑	40	

餐次	菜肴名称	配料	用量（g）	油用量（g）
	尖椒炒干豆腐	辣椒	30	3
		豆腐丝	50	
晚上加餐	坚果	腰果	10	

注*：①鸡枞菌是常见的食用菌之一，肉厚，味道鲜美，营养价值也很高。该食谱三餐中都有食用菌类，除早餐的鸡枞菌外，还有午餐的金针菇和晚餐的口蘑等。菌类食物含有丰富的维生素和矿物质，还含有菌类多糖和膳食纤维，因而是糖尿病患者日常不可或缺的食材。菌类吃法很多，常与其他蔬菜、鱼类、肉类等搭配成菜肴。

②黄焖鸡是鲁菜系家常菜品，主要原料是鸡腿肉，配以蔬菜焖制而成。鸡肉一般选择琵琶腿（将鸡腿表皮去掉后再烹调加工），蔬菜选胡萝卜、洋葱、金针菇、油菜等食材，如果要加入土豆、山药等薯类，就要注意减少这一餐主食的摄入量。

③午餐的莜麦菜可以单独制作，也可以直接加入黄焖鸡中，这样更加简单方便。

表 2-53 2000 千卡一周食谱示范（周五）

餐次	菜肴名称	配料	用量（g）	油用量（g）
早餐	玉米饼*	玉米面	20	5
		小麦粉	40	
		纯牛奶	50	
	燕麦花生粥	燕麦片	20	
		花生仁（生）	10	
	胡萝卜拌海带丝	胡萝卜	10	
		海带	80	
		香菜	10	
		白芝麻	5	
	煮鸡蛋	鸡蛋	60	
上午加餐	水果	桃	100	
	牛奶	纯牛奶	150	
午餐	糙米饭*	糙米	45	4
		大米	45	
	韭黄炒肉	韭黄	100	
		猪里脊	60	

餐次	菜肴名称	配料	用量（g）	油用量（g）
	西红柿炒菜花 *	西红柿	50	4
		菜花	60	
	蒜香炒苋菜	苋菜	70	4
下午加餐	牛奶	纯牛奶	200	
晚餐	红豆米饭	红小豆	45	
		大米	45	
	香煎带鱼 *	带鱼	70	6
	清炒茼蒿	茼蒿	100	3
	西红柿蔬菜豆腐汤	西红柿	60	2
		油菜	40	
		豆腐	80	
晚上加餐	坚果	核桃	10	

注 *：①玉米面、玉米糁、玉米糙等都是血糖生成指数（GI）较低的食材，不论是做成玉米面饼、二合面馒头（玉米面＋小麦粉），还是做成玉米糙米饭、玉米粥等，都适合糖尿病患者食用。

②糙米饭中普通大米和糙米的比例为 1：1，糙米需要提前浸泡 6～8 小时，或提前煮开 15 分钟，才能与大米一起煮饭。糙米加工精度很低，属于全谷物，特别适合糖尿病患者作为主食食用。

③烹制西红柿炒菜花时，先把西红柿煸炒出汁，加入焯好的菜花翻炒至熟即可。如果这道菜要加番茄酱的话，只能加不添加糖的纯番茄酱。

④香煎带鱼在制作时要提前把带鱼腌制半小时或 1 小时，去除鱼腥味。煎带鱼时油温不宜太高，而且要尽量做到少油、少盐。具体烹调方法见第五章推荐的菜肴 45。

表 2-54　2000 千卡一周食谱示范（周六）

餐次	菜肴名称	配料	用量（g）	油用量（g）
早餐	鸡蛋土豆丝饼 *	全麦面粉	60	4
		马铃薯	40	
		鸡蛋	20	
	秋葵炒鸡蛋	秋葵	100	3
		鸡蛋	60	
	牛奶	纯牛奶	150	

续表

餐次	菜肴名称	配料	用量（g）	油用量（g）
上午加餐	水果	苹果	100	
午餐	绿豆米饭	绿豆	45	
		大米	45	
	圆白菜炒海螺片*	圆白菜	100	6
		香海螺	70	
	韭菜豆芽炒香干	韭菜	70	6
		绿豆芽	50	
		豆腐干	30	
下午加餐	牛奶	纯牛奶	200	
晚餐	黑椒牛肉炒意面	意大利面	90	5
		牛里脊	60	
		洋葱	30	
	芹菜炒腐竹	芹菜	80	3
		腐竹	15	
	空心菜炒牛肝菌*	空心菜	100	3
		牛肝菌（鲜）	50	
晚上加餐	坚果	腰果	10	

注 *：①鸡蛋土豆丝饼的做法很简单，土豆切丝，与鸡蛋、全麦面粉混合搅拌成糊状，用不粘锅煎熟即可。很多人把土豆当蔬菜吃，但土豆的碳水化合物含量接近20%，应该作为主食。一餐中如果有土豆，主食的量就要相应减少。一般来说，100克土豆可以替代25克（干重）粮食。

②圆白菜炒海螺片除了海螺和圆白菜之外，还可以加入胡萝卜、香菇等食材。制作时先将海螺切片后焯水，然后和圆白菜同炒，这样可以缩短海螺片的受热时间，口感更加脆嫩。海螺是典型的高蛋白、低脂肪、高钙食物，营养价值很高。

③牛肝菌是常见的食用菌之一，它的种类很多，颜色不一，有红色的、黄色的、白色的、黑色的，不论什么颜色的牛肝菌，营养价值都很高，富含菌类多糖、生物碱以及甾醇类化合物，是药食兼具的菌类食材。不过，有些牛肝菌有毒不能食用，因此一定要注意从正规渠道购买干制的牛肝菌，以保证食用安全。

表 2-55　2000 千卡一周食谱示范（周日）

餐次	菜肴名称	配料	用量（g）	油用量（g）
早餐	玉米面发糕	玉米面	40	4
		全麦面粉	40	
	海苔厚蛋烧 *	鸡蛋	60	
		海苔碎	10	
	菠菜木耳拌魔芋丝	菠菜	60	3
		水发木耳	20	
		魔芋丝	50	
	牛奶	纯牛奶	150	
上午加餐	水果 *	蓝莓	100	
	牛奶 *	纯牛奶	100	
午餐	玉米糁饭	玉米糁	40	
		大米	50	
	彩椒炒猪肝 *	猪肝	30	5
		洋葱	30	
		彩椒	40	
	白菜炒虾仁	虾仁	30	4
		大白菜	60	
	荷兰豆炒彩椒	荷兰豆	50	4
		彩椒	30	
下午加餐	牛奶	纯牛奶	200	
晚餐	绿米豆饭	绿豆	45	
		大米	45	
	三文鱼炖豆腐 *	三文鱼	70	4
		北豆腐	80	
	清炒莴笋	莴笋	100	3
		小红尖辣椒	5	
	蚝油西生菜	西生菜	100	3
晚上加餐	坚果	松子	10	

注 *：①制作海苔厚蛋烧并不用花费太多时间。做法是将鸡蛋打散，加入海苔碎搅拌均匀，在锅里刷一点儿油，倒入一半蛋液，等稍微凝固（不要等到完全凝固，不然容易散开）时从一边用铲子轻轻地卷起来，卷至一边后把卷好的鸡蛋卷推至锅的另一边。再把剩下的鸡蛋液全部倒入锅中，等稍微凝固时再卷起来，就可以出锅了。最后把做好的厚蛋烧切成小段，挤点番茄酱即可，还可以撒上一点儿黄瓜丝或萝卜丝。

②蓝莓和牛奶可以单独食用，也可以做成蓝莓奶昔。把蓝莓放入牛奶中，然后用榨汁机打碎即可做成蓝莓奶昔。

③彩椒和猪肝可谓"黄金搭档"，猪肝富含铁，彩椒富含维生素C，维生素C可以促进铁的吸收。建议购买新鲜猪肝，而不是事先卤好的猪肝。彩椒炒猪肝的烹调方法可参考第五章推荐的菜肴60（注意原料重量略有不同）。

④三文鱼炖豆腐的烹制方法可参考第五章推荐的菜肴32（注意原料重量不同）。

表 2-56　2000 千卡一周食谱综合评价

指标	实际摄入量	推荐摄入量	实际摄入量达到推荐摄入量百分比
能量及核心营养素摄入量			
能量（kcal）	2016	2000	100%
碳水化合物供能比（%）	51%		
碳水化合物（g）	255.4		
蛋白质供能比（%）	19%	15% ~ 20%	
蛋白质（g）	97.7	1.2g/kg ~ 1.5g/kg	
脂肪供能比（%）	30%	≤ 35%	
脂肪（g）	67.7		
维生素矿物质营养素摄入量			
维生素 A（μg）	1096	800	137.0%
维生素 C（mg）	142.3	100	142.3%
维生素 D（ug）	13.6	10	136.0%
叶酸（ug）	574.35	400	143.6%
维生素 B_1（mg）	1.13	1.2	94.2%
维生素 B_2（mg）	1.84	1.2	153.3%
钙（mg）	1006	800	125.8%
铁（mg）	26.8	12	223.3%
锌（mg）	13.52	12.5	108.2%
硒（ug）	64.76	60	107.9%
镁（mg）	516	330	156.4%
三餐供能比（%）			
早餐及上午加餐	33%	30% ~ 35%	
午餐及下午加餐	34%	30% ~ 35%	
晚餐及晚上加餐	33%	30% ~ 35%	

评价结论

❶ 能量和碳水化合物、蛋白质、脂肪的摄入量符合 2000 千卡能量级糖尿病患者需要。

❷ 维生素 A、维生素 D、维生素 C、维生素 B_1、维生素 B_2、叶酸、钙、铁、锌、镁、硒等均达到推荐量的 90% 以上，能够充分满足糖尿病患者的营养需要。

❸ 食谱中食材种类多样、齐全（日均摄入 20 种以上食材），其数量兼顾营养素、饱腹感和血糖控制，突出了全谷物／粗杂粮、蔬菜、菌藻类和奶类摄入量，多次食用魔芋制品，肉类、鱼虾、蛋类和大豆制品摄入量亦有保证。

❹ 食谱采用"3+3"模式，三餐和加餐能量分配合理，供能比合理。加餐多采用奶类（纯牛奶或不加糖酸奶）、坚果及 GI 较低的水果。

❺ 烹调油推荐使用橄榄油、茶籽油、亚麻籽油、香油等多种植物油，全天约 29 克；建议使用低钠高钾盐，全天用量不超过 5 克。

2100 千卡一周食谱示范

2100 千卡食谱适用于身高在 180 厘米左右、体型正常（不胖不瘦）、从事轻体力工作的糖尿病患者，或者身高在 167 厘米左右、从事中等体力工作的糖尿病患者，以及其他经过计算每日总能量级别为 2100 千卡的糖尿病患者。

一周食谱按照"3+3"模式（3 次正餐、3 次加餐）设计。各类食物平均每天大致摄入量为谷薯类275克、蔬菜560克、水果160克、畜禽肉类70克、水产类90克、蛋类60克、奶制品435克、大豆及坚果34克、烹调油30克和食盐5克。每天具体食物安排见表2-57～表2-63，供读者参考。

一周食谱营养素分析评价见表2-64，供读者进一步了解食谱营养内涵。平均每天能量摄入2099千卡，碳水化合物供能比为51%；蛋白质101.2克，供能比为19%；脂肪供能比为30%。三餐（含加餐）供能比分别为31%、35%、34%。

表2-57 2100千卡食谱示范（周一）

餐次	菜肴名称	配料	用量（g）	油用量（g）
早餐*	玉米面窝窝	玉米面	50	
		全麦面粉	30	
	香葱摊鸡蛋	鸡蛋	50	4
		细香葱	20	
	彩椒炒杏鲍菇	彩椒	50	3
		杏鲍菇	60	
		胡萝卜	20	
	牛奶	纯牛奶	200	
上午加餐*	水果	樱桃	200	
午餐*	糙米饭	糙米	45	
		大米	45	
	豆腐白菜煲	大白菜	60	4
		北豆腐	40	
		胡萝卜	20	
		水发木耳	20	
		魔芋丝	30	
	辣炒莴笋	莴笋	70	4
		辣椒	10	
	酱脊骨	猪大排	50	4
下午加餐*	牛奶	纯牛奶	200	
晚餐*	黑米饭	黑米	40	4
		大米	50	

餐次	菜肴名称	配料	用量（g）	油用量（g）
	黑胡椒三文鱼	三文鱼	70	
	菠菜蒜黄炒魔芋丝	菠菜	60	3
		魔芋丝	50	
		蒜黄	50	
	炒西蓝花	西蓝花	100	3
		胡萝卜	20	
晚上加餐*	坚果	核桃	15	
	牛奶	纯牛奶	100	

注*：早、午、晚三餐和加餐的照片及点评见图 2-43～图 2-48。

早餐和上午加餐食谱

点评： 玉米面窝窝的做法是在玉米面里加入一些全麦面粉，和成面团，蒸熟。玉米面窝窝有助于控制餐后血糖。很多糖尿病患者是硬着头皮吃粗粮，觉得粗粮主食不好吃，大家可以在制作时多想想办法，比如加一点儿蔬菜、小麦粉、胡萝卜泥等。

上午加餐是血糖生成指数（GI）较低的樱桃，一般每天 100 克～200 克。樱桃的季节性比较强，买不到时可以用桃子、李子、柚子、杏子、橘子等 GI 较低的水果替代。

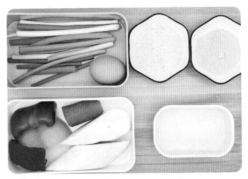

图 2-43　2100 千卡食谱周一早餐原料

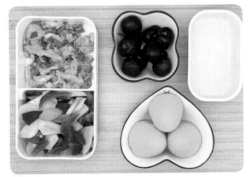

图 2-44　2100 千卡食谱周一早餐和上午加餐

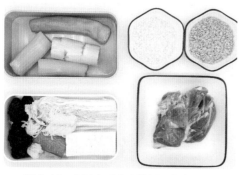

图2-45 2100千卡食谱周一午餐原料

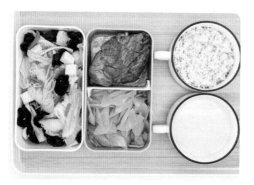

图2-46 2100千卡食谱周一午餐和下午加餐

午餐和下午加餐食谱

点评: 糙米饭中普通大米和糙米的比例为1:1,糙米需要提前浸泡6~8小时,或提前煮开15分钟,才能与大米一起煮饭。豆腐白菜煲里还加入了木耳、魔芋丝、胡萝卜等,增加菜肴的颜色搭配,提升营养价值,更重要的是强化控制餐后血糖的效果。豆腐建议选择质地较硬的北豆腐,北豆腐的含钙量较高,远远超过嫩豆腐。

晚餐和晚上加餐食谱点评: 三文鱼富含DHA、EPA等ω-3型多不饱和脂肪酸,对血脂、血压都有好处。三文鱼也是含维生素D最多的食物之一,对骨骼健康有益。三文鱼肉是红色的,其红色主要来自虾青素,虾青素具有超强的抗氧化能力。三文鱼最知名的吃法是做成生鱼片和寿司生吃,但采用煎、炖、烤等方式烹制同样美味,且更为安全。黑胡椒三文鱼的制作方法见第五章推荐的菜肴36。

菠菜蒜黄炒魔芋丝是专门用来补充膳食纤维的菜肴,增强饱腹感,控制餐

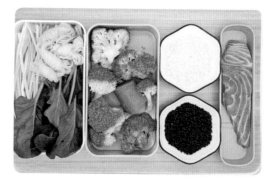

图2-47 2100千卡食谱周一晚餐原料

后血糖。菠菜、蒜黄和魔芋丝都是富含膳食纤维的食材。烹调时菠菜要先焯水去除草酸。这道菜要尽量做到现洗现切，急火快炒，不要炒得过于软烂，避免蔬菜中营养成分的流失。

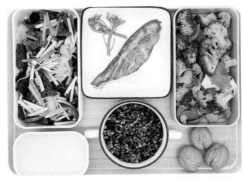

图 2-48 2100 千卡食谱周一晚餐和晚上加餐

表 2-58 2100 千卡食谱示范（周二）

餐次	菜肴名称	配料	用量（g）	油用量（g）
早餐	黑米饭	黑米	40	
		大米	40	
	煎鸡蛋	鸡蛋	50	3
	亚麻籽南瓜豆浆*	大豆	15	2
		亚麻籽粉	10	
		南瓜	50	
	菠菜拌魔芋丝*	菠菜	100	2
		魔芋丝	50	
上午加餐	水果	梨	150	
午餐	燕麦米饭*	大米	45	
		燕麦	45	
	芫爆牛肉	香菜	50	5
		牛里脊	60	
	韭菜炒豆腐皮	韭菜	70	4
		千张	30	
	蒜茸蒸茄子	茄子	100	3
下午加餐	牛奶	纯牛奶	100	
	坚果	大杏仁	15	
晚餐	高粱米饭*	高粱米	45	
		大米	45	
		鲜玉米	20	

餐次	菜肴名称	配料	用量（g）	油用量（g）
	家焖黄花鱼 *	大黄花鱼	70	4
		猪肉	10	
		冬笋	30	
	炒空心菜	空心菜	120	3
	香菇烧豆腐 *	香菇	40	3
		北豆腐	40	
晚上加餐	牛奶	纯牛奶	200	

注 *：①亚麻籽南瓜豆浆是将亚麻籽粉、大豆和蒸熟的南瓜放在一起，用豆浆机打成浆。亚麻籽粉的膳食纤维含量很高，可以加在豆浆或米糊里，有助于控制餐后血糖。家用豆浆机是很值得推荐的，在家自制豆浆可以不加糖，还可以加入粗粮做成米糊，也可以加入坚果或蔬菜。

②菠菜拌魔芋丝的制作方法见第五章推荐的菜肴87。

③燕麦米饭中大米和燕麦各占一半。燕麦可以用压制的燕麦片，也可以用燕麦米（完整燕麦颗粒），前者无须提前浸泡，后者需要提前冷水浸泡6～8小时，或者燕麦米先煮开15分钟再与大米混合做饭。燕麦含特殊类型的膳食纤维——β-葡聚糖，有助于控制餐后血糖。

④高粱米饭中高粱米与大米各占一半。高粱米要提前浸泡6～8小时，然后再与大米混合做饭。

⑤黄花鱼是海边常见的一种鱼，味道鲜美，适合家焖或清蒸。不推荐油炸吃法，油炸会导致营养破坏较多，脂肪摄入量太大。买不到黄花鱼时，用其他鱼类替代也可以。

⑥烹制香菇烧豆腐时，豆腐切片后要把两面稍煎一下，可以避免豆腐在炖煮过程中破碎。另外，不要放糖，也不要勾芡。

表 2-59　2100 千卡一周食谱示范（周三）

餐次	菜肴名称	配料	用量（g）	油用量（g）
早餐	燕麦鸡蛋饼 *	燕麦	80	3
		鸡蛋	60	
		纯牛奶	150	
	白灼生菜	生菜	100	2
	酸奶	不加糖酸奶	100	

餐次	菜肴名称	配料	用量（g）	油用量（g）
上午加餐	水果	橙子	200	
午餐	燕麦米饭	燕麦	45	
		大米	45	
	鲅鱼炖茄子*	鲅鱼	80	5
		茄子	50	
	蒜茸炒空心菜	空心菜	130	3
	温拌大白菜	水发木耳	20	2
		胡萝卜	10	
		大白菜	50	
下午加餐	牛奶	脱脂牛奶	200	
晚餐	二米饭*	小米	45	
		大米	45	
	尖椒炒肉*	青尖椒	45	6
		猪里脊	60	
	豆腐炖小白菜	小白菜	70	3
		北豆腐	70	
		魔芋丝	50	
	西红柿炒花菜	西红柿	50	3
		花菜	80	
晚上加餐	坚果	核桃仁	10	

注 *：①燕麦鸡蛋饼的制作方法见第五章推荐的菜肴 25。

②鲅鱼（马鲛鱼）肉多刺少，营养丰富，含丰富蛋白质、维生素 A、矿物质等。在制作鲅鱼炖茄子时，鲅鱼切段，用适量葱、姜、蒜和料酒腌制 30 分钟。热锅下油，油热后放入葱、姜、蒜爆锅，放入鲅鱼煎至两面金黄，加酱油、盐、味精等调味，倒入清水没过鲅鱼，最后放入切好的茄子块，小火炖至茄子熟即可出锅。

③二米饭是把小米与大米按照 1∶1 的比例混合做成米饭，口感很好。小米无须提前浸泡，直接与大米混合做饭即可。或者把小米提前浸泡半小时或 1 小时，这样做出来的二米饭口感更好。

④尖椒炒肉是一道家常菜，不吃辣的人可以把尖椒换成青椒。

表 2-60　2100 千卡一周食谱示范（周四）

餐次	菜肴名称	配料	用量（g）	油用量（g）
早餐	全麦面包	全麦面粉	90	3
	拌海带丝	海带	70	
		香菜	10	
		黄瓜	20	
	嫩煎鸡蛋*	鸡蛋	70	4
	牛奶	纯牛奶	150	
上午加餐	水果	柚子	200	
	坚果	腰果	10	
午餐	绿豆米饭*	绿豆	50	
		大米	50	
	香煎鸡胸肉*	鸡胸脯肉	80	5
	蒜泥茄子*	茄子	100	5
	白灼蘑菇芥蓝	鲜蘑	50	4
		芥蓝	80	
下午加餐	酸奶	不加糖酸奶	200	
晚餐	绿豆米饭	绿豆	45	
		大米	45	
	秋葵豆腐拌虾仁*	秋葵	60	3
		虾仁	50	
		北豆腐	80	
	西红柿炒白玉菇	西红柿	60	3
		白玉菇	50	
	菠菜拌魔芋丝*	菠菜	80	3
		魔芋丝	30	
晚上加餐	牛奶	纯牛奶	100	

注*：①制作嫩煎鸡蛋和香煎鸡胸肉等菜肴时最好使用不粘锅，可以有效减少油脂的摄入，还能保持食物鲜嫩不煳锅。香煎鸡胸肉的制作方法见第五章推荐的菜肴52。

②绿豆米饭有助于餐后血糖平稳，在制作时，绿豆与大米的比例是1∶1，要提前把绿豆浸泡8～10小时，然后再与大米同煮，否则不能与大米一起煮熟。

③蒜泥茄子的做法是先把茄子蒸熟，拌入蒜泥、生抽即可。不爱吃蒜的，用葱花之类替换也一样好吃。

④秋葵含有很多黏性的、可溶性膳食纤维，这让它吃起来有点黏糊糊、滑溜溜的口感。这些膳食纤维在小肠内无法消化吸收，还会干扰葡萄糖和胆固醇的吸收，从而

有助于降低餐后血糖和血脂。秋葵吃法很多，秋葵豆腐拌虾仁的制作方法见第五章推荐的菜肴77。

⑤菠菜拌魔芋丝的做法见第五章推荐的菜肴87。

表 2-61　2100 千卡一周食谱示范（周五）

餐次	菜肴名称	配料	用量（g）	油用量（g）
早餐	玉米粒藜麦饭*	藜麦	40	
		大米	20	
		鲜玉米	30	
	紫菜蛋花浓汤	鸡蛋	60	4
		干紫菜	2	
	三文鱼蔬菜沙拉*	苦菊	40	5
		圣女果	30	
		黄瓜	30	
		三文鱼	40	
	牛奶	纯牛奶	100	
上午加餐	水果	梨	100	
		圣女果	50	
午餐	黄金米饭*	玉米糁	45	
		大米	45	
	滑熘肉片	莴笋	30	4
		胡萝卜	15	
		猪里脊	80	
		水发木耳	20	
	番薯叶炒香干丝*	豆腐干	50	4
		番薯叶	70	
	炒杂菌*	香菇	40	4
		白玉菇	30	
		鸡枞菌	20	
		滑子蘑	20	
下午加餐	牛奶	纯牛奶	100	
	坚果	杏仁	10	
晚餐	黄金米饭	玉米糁	45	
		大米	45	

餐次	菜肴名称	配料	用量（g）	油用量（g）
	家焖鲽鱼	鲽鱼	80	4
	清炒空心菜	空心菜	100	3
	蒜茸魔芋丝蒸娃娃菜*	魔芋丝	60	3
		娃娃菜	80	
晚上加餐	牛奶	纯牛奶	200	

注*：①与一般谷物相比，藜麦的营养价值更高，其蛋白质、膳食纤维、钾、铁、钙和维生素 E 含量都超过谷物，对控制餐后血糖也有帮助。藜麦无须提前浸泡，与大米混合一起做饭即可。但如果把藜麦浸泡半小时或 1 小时，藜麦米饭口感会更好。藜麦米饭中还可以加入新鲜的玉米粒或豌豆粒。

②三文鱼蔬菜沙拉的做法见第五章推荐的菜肴 34。

③黄金米饭是把玉米糁（无须提前浸泡）与普通大米大致按照 1∶1 的比例混合做饭。玉米（玉米糙、玉米糁、玉米面等）的血糖生成指数（GI）较低，与大米混合做成杂粮米饭，其 GI 仍明显低于普通白米饭，对餐后血糖很友好。

④番薯叶就是我们平时吃的地瓜的嫩叶，富含膳食纤维、黏液蛋白、钙、铁等，营养价值很高，也有助于控制餐后血糖。

⑤炒杂菌用到了香菇、白玉菇、鸡枞菌、滑子蘑等食用菌类。食用菌含有糖类、膳食纤维、维生素、矿物质以及菌类多糖等，尤其含有维生素 B_{12}、维生素 D 等糖尿病患者容易缺乏的营养物质，故建议糖尿病患者每天食用。除这道菜肴用到的菌类之外，还有木耳、鲜蘑菇、平菇、金针菇、茶树菇等都值得推荐。炒杂菌的制作方法见第五章推荐的菜肴 94。

⑥蒜茸魔芋丝蒸娃娃菜的烹制方法见第五章推荐的菜肴 90（注意原料重量略有不同）。

表 2-62　2100 千卡一周食谱示范（周六）

餐次	菜肴名称	配料	用量（g）	油用量（g）
早餐	二合面馒头*	玉米面	40	
		全麦面粉	40	
	茄汁鸡蛋虾卷*	鸡蛋	50	4
		彩椒	20	
		番茄酱	10	
		虾仁	30	
	白灼秋葵*	秋葵	100	3
	牛奶	纯牛奶	150	

餐次	菜肴名称	配料	用量（g）	油用量（g）
上午加餐	水果	樱桃	100	
	牛奶	纯牛奶	100	
午餐	糙米饭	糙米	45	
		大米	45	
	鲜虾时蔬豆腐丝煲	海虾	40	7
		油菜	50	
		西红柿	60	
		马铃薯	40	
		豆腐丝	40	
	清炒茼蒿	茼蒿	100	5
下午加餐	牛奶	纯牛奶	200	
晚餐	黑米饭	黑米	45	
		大米	45	
	芥味菠菜拌蚬子*	菠菜	70	3
		魔芋丝	60	
		河蚬	40	
	胡萝卜虾仁炒西蓝花	西蓝花	80	3
		胡萝卜	10	
		虾仁	30	
	煎牛排	牛排	80	6
晚上加餐	坚果	核桃	10	

注*：①二合面馒头是用玉米面和全麦面粉按1∶1比例混合和面发酵制作的。玉米面、玉米糁、玉米糂等血糖生成指数（GI）均较低，有助于控制餐后血糖。二合面中还可以掺入小米面和黄豆面做成四合面馒头或者饼，也很美味。用多种面粉混合制作的馒头让食材种类多样化，大大提高粗杂粮的摄入比例，是很值得推荐的吃法。

②茄汁鸡蛋虾卷的做法是，把鸡蛋打碎，虾仁切成小粒和鸡蛋一起混合均匀，加少许油和盐调味，用平底不粘锅煎成薄薄的鸡蛋饼，边煎边卷，出锅时切成小段，在上面淋上番茄酱即可。

③白灼秋葵的具体烹制方法见第五章推荐的菜肴97。

④芥味菠菜拌蚬子是一道很开胃的菜肴。蚬子的处理是关键，要冷水入锅，水沸后再煮两三分钟，开壳后马上取出凉凉，保持蚬子鲜嫩的口感。菠菜洗净，焯水，挤去水分后切段备用。把蚬子肉、菠菜和魔芋丝放入盆中，加少许橄榄油、盐、陈醋、芥末拌匀即可。具体做法见第五章推荐的菜肴47。

表2-63　2100千卡一周食谱示范（周日）[*]

餐次	菜肴名称	配料	用量（g）	油用量（g）
早餐	玉米粒饼	玉米面	40	
		全麦面粉	40	
		鲜玉米	20	
	白灼菜心	菜心	100	5
	鸡蛋卷	鸡蛋	70	5
	酸奶	不加糖酸奶	200	
上午加餐	水果	杏	150	
午餐	糙米饭	大米	45	
		糙米	45	
	香煎牛排[*]	牛里脊肉	70	4
	芹菜炒肉片	芹菜	80	4
		猪肉	20	
	葱油秋葵	秋葵	100	4
下午加餐	牛奶	纯牛奶	200	
晚餐	蔬菜意大利面[*]	意大利面	80	5
		洋葱	20	
		西红柿	50	
		意大利面酱	15	
	上汤鸡毛菜	鸡毛菜	100	3
		千张	20	
	海螺肉拌菠菜	菠菜	60	2
		白芝麻	2	
		海螺肉	30	
	煮大虾	对虾	70	
晚上加餐	自制杏仁露	纯牛奶	100	
		杏仁	10	

注*：①正餐时搭配适量的蛋白质食物不但营养丰富，而且有助控制餐后血糖，比如早餐的鸡蛋、酸奶，午餐的牛排、猪肉，晚餐的海螺肉、大虾。正如每次正餐要有大量蔬菜一样，糖尿病患者每次正餐都要有适量的蛋白质食物（鱼、肉、蛋、奶和大豆制品）。

②早餐是典型的"四样"模式，即主食（玉米粒饼）、鸡蛋、奶类（不加糖酸奶）和蔬菜（白灼菜心）。玉米粒饼可以换成等量的其他主食（但一定要粗细搭配）；酸奶可以换成牛奶；菜心可以换成油菜、芥蓝等其他蔬菜。这种同类食物等量替换的方法

能让食谱更贴近个人实际情况。

③香煎牛排所用牛排可在超市购买袋装冷冻牛排。要注意的是，如果牛排标签配料表上只有"牛肉"二字，说明这份牛排是原切牛排；但如果配料中包含蔬菜、淀粉、酱料、黑胡椒汁、食用胶等，就是合成牛排，不在推荐之列。

④蔬菜意大利面的做法见第五章推荐的菜肴16。

表 2-64　2100 千卡—周食谱综合评价

指标	实际摄入量	推荐摄入量	实际摄入量达到推荐摄入量百分比
能量及核心营养素摄入量			
能量（kcal）	2099	2100	100%
碳水化合物供能比（%）	51%		
碳水化合物（g）	269		
蛋白质供能比（%）	19%	15% ~ 20%	
蛋白质（g）	101.2	1.2g/kg ~ 1.5g/kg	
脂肪供能比（%）	30%	≤ 35%	
脂肪（g）	69.2		
维生素矿物质营养素摄入量			
维生素 A（μg）	735	800	91.9%
维生素 C（mg）	137.6	100	137.6%
维生素 D（ug）	9.5	10	95.0%
叶酸（ug）	640.85	400	160.2%
维生素 B_1（mg）	1.26	1.2	105.0%
维生素 B_2（mg）	1.66	1.2	138.3%
钙（mg）	1076	800	134.5%
铁（mg）	22	12	183.3%
锌（mg）	13.53	12.5	108.2%
硒（ug）	59.14	60	98.6%
镁（mg）	527	330	159.7%
三餐供能比（%）			
早餐及上午加餐	31%	30% ~ 35%	
午餐及下午加餐	35%	30% ~ 35%	
晚餐及晚上加餐	34%	30% ~ 35%	

评价结论

❶ 能量和碳水化合物、蛋白质、脂肪的摄入量符合 2100 千卡能量级糖尿病患者需要。

❷ 维生素 A、维生素 D、维生素 C、维生素 B_1、维生素 B_2、叶酸、钙、铁、镁、锌、硒等均达到推荐量的 90% 以上，能够充分满足糖尿病患者的营养需要。

❸ 食谱中食材种类多样、齐全（日均摄入 20 种以上食材），其数量兼顾营养素、饱腹感和血糖控制，突出了全谷物／粗杂粮、蔬菜、菌藻类和奶类摄入量，多次食用魔芋制品，肉类、鱼虾、蛋类和大豆制品摄入量亦有保证。

❹ 食谱采用"3+3"模式，三餐和加餐能量分配合理，供能比合理。加餐多采用奶类（纯牛奶或不加糖酸奶）、坚果及 GI 较低的水果。

❺ 烹调油推荐使用橄榄油、茶籽油、亚麻籽油、香油等多种植物油，全天约 30 克；建议使用低钠高钾盐，全天用量不超过 5 克。

合并肥胖、
高血压、高尿酸或
肾病的糖尿病食谱
示范

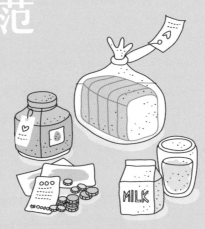

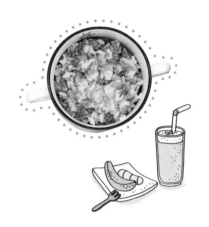

糖尿病合并肥胖患者 1200 千卡一周食谱示范

　　根据《中国超重／肥胖医学营养治疗指南（2021）》，限能量平衡膳食适用于糖尿病减重，该减重膳食每日能量摄入目标是女性1000千卡～1200千卡，男性1200千卡～1400千卡。在这里，我们设计了1200千卡食谱，其碳水化合物、脂肪和蛋白质三大营养素供能比例均衡，维生素和矿物质尽量达到普通成年人的推荐摄入量。众所周知，增加运动量会强化减脂效果，故建议使用该食谱的糖尿病患者最好多运动。1200千卡食谱适用于需要尽快减重的患者，配合较大的运动量可以快速减轻体重，尤其适用于肥胖、病程短（≤5年）的糖尿病患者。

　　一周食谱按照"3+1"模式（3次正餐、1次加餐）设计。平均每天各类食物大致摄入量是主食类150克、蔬菜570克、水果90克、肉类和鱼虾100克、鸡蛋1个（50克）、大豆25克（或相当的大豆制品）、奶类300克、食用油25克、盐5克。每天具体食物安排见表3-1～表3-7，供读者参考。

　　一周食谱营养素分析评价见表3-8，供读者进一步了解食谱营养内涵。平均每天能量摄入 1206 千卡，碳水化合物供能比为 48%；蛋白质 64克，供能比为 21%；脂肪供能比为 31%。三餐供能比分别为 33%、34%、33%。

表 3-1　糖尿病合并肥胖患者 1200 千卡一周食谱示范（周一）

餐次	菜肴名称	配料	用量（g）	油用量（g）
早餐*	虾仁荞麦面	荞麦面	50	5
		西红柿	150	
		鸡蛋	50	
		油菜	100	
		虾仁	50	
	酸奶	不加糖酸奶	200	
午餐*	杂粮米饭	大米	20	
		糙米	15	
		黑米	15	
	清炒时蔬	菠菜	100	3
		绿豆芽	30	
		胡萝卜	30	
	照烧龙利鱼	龙利鱼	50	3
下午加餐*	水果	草莓	100	
晚餐*	彩椒鸡腿紫薯沙拉	鸡腿	50	5
		西生菜	50	
		苦菊	30	
		西蓝花	30	
		圣女果	40	
		彩椒	20	
		核桃	10	
		紫薯	100	
	牛奶	脱脂牛奶	200	

注*：早、午、晚三餐和加餐的照片及点评见图 3-1 ～图 3-6。

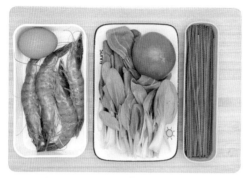

图 3-1 糖尿病合并肥胖患者 1200 千卡食谱周一早餐原料

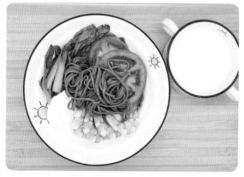

图 3-2 糖尿病合并肥胖患者 1200 千卡食谱周一早餐

早餐食谱点评：一般来说，普通白面条不适合糖尿病患者食用。但早餐这款荞麦面有所不同，荞麦面的血糖生成指数（GI）较低，同时搭配了较多蔬菜和鸡蛋、虾仁等蛋白质食物，食物整体 GI 会进一步降低，有利于餐后血糖管理和增强饱腹感。主食（荞麦面）、蛋白质食物（鸡蛋、虾仁）和新鲜蔬菜（油菜、西红柿）齐备，营养也很全面。

午餐和下午加餐食谱点评：午餐的主食杂粮米饭由大米、黑米和糙米组成，三者比例大致是 4 : 3 : 3。黑米和糙米属于全谷物，两者合计占主食总量的 60%，让杂粮米饭血糖生成指数（GI）低于普通白米饭，且营养价值

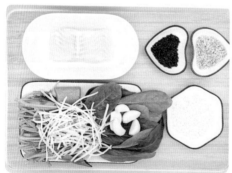

图 3-3 糖尿病合并肥胖患者 1200 千卡食谱周一午餐原料

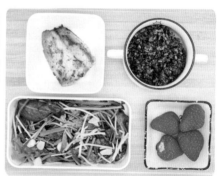

图 3-4 糖尿病合并肥胖患者 1200 千卡食谱周一午餐和下午加餐

更高。糙米需要提前浸泡 8 小时左右，黑米无须提前浸泡。清炒时蔬所用的菠菜、绿豆芽、胡萝卜焯水后在锅中翻炒片刻即可食用，焯水后淋上少许柠檬沙拉汁直接食用亦可。照烧龙利鱼是优质蛋白的提供者，与主食搭配也有助于控制餐后血糖。下午加餐草莓，是一种低糖、低血糖生成指数（GI）的水果。

晚餐食谱点评：因为主菜是沙拉的形式，晚餐更像时下非常流行的"轻食餐"。其中紫薯是主食，其血糖生成指数（GI）低于普通米饭；搭配西生菜、苦菊、西蓝花、彩椒和圣女果（小西红柿）等多种膳食纤维含量较多的蔬菜，蔬菜种类可以根据食材供应和个人喜好进行替换；鸡腿和核桃属于蛋白质食物，鸡腿去皮（含有较多脂肪）后用生抽、姜、葱、花椒等腌制半小时，再用不粘锅煎熟；最后配上一杯脱脂牛奶，可以随餐饮用，也可在晚餐后临睡前作为加餐补充。

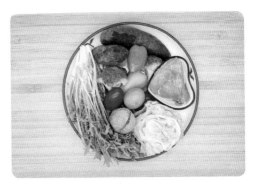

图 3-5　糖尿病合并肥胖患者 1200 千卡食谱周一晚餐原料

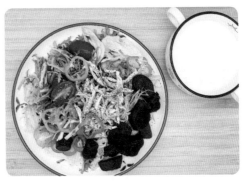

图 3-6　糖尿病合并肥胖患者 1200 千卡食谱周一晚餐

表 3-2　糖尿病合并肥胖患者 1200 千卡一周食谱示范（周二）

餐次	菜肴名称	配料	用量（g）	油用量（g）
早餐	牛奶鸡蛋布丁*	纯牛奶	150	
		鸡蛋	50	
		亚麻籽粉	10	
	黑米粥	黑米	10	
		大米	20	
	豆豉鲮鱼苋麦菜	豆豉鲮鱼	20	5
		苋麦菜	100	
午餐	鲜玉米	鲜玉米	150	
	虾仁炒三丁*	虾仁	50	5
		黄瓜	50	
		彩椒	50	
		胡萝卜	50	
晚餐	二米饭	大米	25	
		小米	25	
	白菜海带胡萝卜豆腐煲*	大白菜	150	5
		海带	50	
		胡萝卜	50	
		北豆腐	50	
		猪里脊	30	
晚上加餐	牛奶	纯牛奶	200	

注 *：①牛奶鸡蛋布丁中加入了亚麻籽粉。亚麻籽粉的主要成分之一是膳食纤维，具有调节血糖、血脂和增强饱腹感的作用，有助于减重和血糖管理。除布丁外，亚麻籽粉还可以加到米粥、面食中，也很方便。

②虾仁炒三丁中的虾是优质蛋白的典型代表，高蛋白质、低脂肪，富含矿物质，在烹调时可以与很多食材进行搭配，如虾仁炒芦笋、虾仁炒西蓝花、虾仁炒茭白等。

③白菜海带胡萝卜豆腐煲中的海带也是"明星"食材，富含膳食纤维、钙、碘、硒等营养素。这些营养素也是减重者容易缺乏的，建议减重的糖尿病患者每周食用2～3次海带、裙带菜、海苔等藻类食物。

表 3-3　糖尿病合并肥胖患者 1200 千卡一周食谱示范（周三）*

餐次	菜肴名称	配料	用量（g）	油用量（g）
早餐	紫菜饭团	紫菜（干）	8	
		大米	15	
		藜麦	15	
		胡萝卜	15	
		黄瓜	15	
		鸡蛋	50	
		奶酪	10	
	蚝油杏鲍菇	杏鲍菇	100	3
	牛奶	纯牛奶	200	
午餐	二米饭	大米	25	
		小米	25	
	蒜苗炒鸭血	鸭血	30	2
		蒜苗	100	
	葱油圆白菜	圆白菜	100	3
下午加餐	草莓奶昔	草莓	150	
		不加糖酸奶	100	
晚餐	紫薯全麦饼	全麦面粉	25	
		紫薯	50	
	菌菇豆腐鲜虾汤	白玉菇	50	5
		北豆腐	100	
		魔芋丝	100	
		海虾	50	
		西红柿	100	

注*：糖尿病患者吃对主食，控糖就成功了一大半。今日主食有紫菜饭团（藜麦米饭）、二米饭（大米和小米）、紫薯全麦饼（紫薯可以代替主食），全谷物或粗杂粮的比例超过 50%，升糖慢，饱腹感强，有助于控制餐后血糖和饥饿感，营养价值以少敌多，特别适合减重的糖尿病患者。蔬菜更是必不可少，早餐用胡萝卜、黄瓜、紫菜与鸡蛋一起跟藜麦米饭做成饭团，另配杏鲍菇；午餐有蒜苗和圆白菜；晚餐有白玉菇、西红柿和魔芋丝。蛋白质食物也做到了餐餐都有，早餐有鸡蛋、奶酪，午餐有鸭血；晚餐有北豆腐和虾仁。菌菇豆腐鲜虾汤的做法见第五章推荐的菜肴 67。

表 3-4 糖尿病合并肥胖患者 1200 千卡一周食谱示范（周四）

餐次	菜肴名称	配料	用量（g）	油用量（g）
早餐	小米山药百合粥*	小米	30	5
		枸杞	3	
		百合	5	
		山药	30	
	小葱皮蛋拌豆腐	豆腐	60	
		小葱	20	
		松花蛋	50	
	牛奶	纯牛奶	150	
午餐	二米饭	大米	25	
		小米	25	
	木须肉	西红柿	100	3
		猪里脊	50	
		水发木耳	20	
	菠菜拌金针菇*	菠菜	100	2
		水发木耳	50	
		香菜	10	
		金针菇	30	
晚餐	金枪鱼牛油果沙拉*	水浸金枪鱼	50	5
		鳄梨	50	
		西生菜	40	
		苦苣菜	30	
		芦笋	100	
		圣女果	50	
		彩椒	30	
		紫薯	150	
晚上加餐	牛奶	脱脂牛奶	200	

注*：①糖尿病患者也可以喝粥，但要喝粥有方。早餐小米山药百合粥使用了小米（属于全谷物）、百合、山药等血糖生成指数（GI）较低的原料，含较多抗氧化成分、低聚糖和不可溶膳食纤维，适合糖尿病患者食用。小米山药百合粥的做法见第五章推荐的菜肴 7。

②食用菌类不但富含 B 族维生素和膳食纤维，还含具有保健价值的多糖类物质，对血糖管理格外有益。午餐的菠菜拌金针菇使用木耳、金针菇和菠菜巧妙搭配，佐以酱汁即可直接食用。除金针菇外，常见的食用菌类食物还有香菇、蘑菇、木耳、杏鲍菇、茶树菇等，都很适合糖尿病患者食用。

③金枪鱼牛油果沙拉又是一道减脂餐，包含少量主食（紫薯）、蛋白质食物（水浸金枪鱼、牛油果）和较多的蔬菜（西生菜、苦苣菜、芦笋、圣女果、彩椒）等。鳄梨又叫牛油果，富含脂肪，所以这道沙拉不需要煎炒烹炸就很美味。整餐能量只有409千卡，但饱腹感十足。金枪鱼牛油果沙拉的制作方法见第五章推荐的菜肴40。

表 3-5　糖尿病合并肥胖患者 1200 千卡一周食谱示范（周五）*

餐次	菜肴名称	配料	用量（g）	油用量（g）
早餐	鸡毛菜手擀面	鸡毛菜	80	3
		全麦面粉	40	
		香菇	50	
		胡萝卜	10	
	肉丝炒黄豆芽	猪肉	20	2
		黄豆芽	50	
	牛奶	脱脂牛奶	200	
午餐	二米饭	大米	20	
		小米	20	
	鸡蛋炒三文鱼*	鸡蛋	30	2
		三文鱼	50	
		大葱	3	
	香菇油菜	香菇	60	2
		油菜	150	
	温拌莴笋片	莴笋	80	2
		胡萝卜	20	
		水发木耳	10	
下午加餐	柚子酸奶	柚子	100	
		不加糖酸奶	100	
晚餐	牛肉焖饭	大米	20	5
		小米	20	
		牛肉	50	
		胡萝卜	40	
		洋葱	50	
		芦笋	50	
		腐竹	10	

注*：①该食谱全天主食120克，其中全谷物或粗杂粮（小米、全麦面粉）80克，精制谷物（大米）40克，两者比例2：1。虽然现在市面上购买的全麦面粉和小米经

常"过度"研磨，可能不是真正的全谷物，但还是比白米、白面等精制谷物对血糖友好，对减重有益。下午加餐是柚子和不加糖酸奶，虽然糖尿病患者可以选用普通加糖的酸奶，但不加糖酸奶的能量更低，有助于减重和控制血糖。

②全天蔬菜总量约650克，三餐食谱均有蔬菜。特别推荐午餐中的温拌莴笋片。莴笋又名青笋、莴苣、莴菜等，富含胡萝卜素、维生素 B_1、维生素 B_2、维生素C、钙、磷、铁、钾、镁等，还含有膳食纤维，是营养价值较高的蔬菜之一。将莴笋、胡萝卜去皮改刀，木耳择洗干净，所有食材焯水断生捞出后加入亚麻籽油、香油、盐，混拌均匀，装盘即可食用。

③鸡蛋炒三文鱼的做法见第五章推荐的菜肴30。三文鱼是最推值得推荐的食物之一，其富含蛋白质、DHA、EPA 等 ω-3 型多不饱和脂肪酸，对血糖、血脂、血压都有好处；三文鱼也是含维生素D最多的食物之一，对骨骼健康有益。三文鱼肉是红色的，其红色主要来自虾青素，虾青素具有超强的抗氧化能力。三文鱼最知名的吃法是做成生鱼片和寿司生吃，但采用炒、煎、炖、烤等方式烹制同样美味，且更为安全。

表3-6　糖尿病合并肥胖患者1200千卡一周食谱示范（周六）

餐次	菜肴名称	配料	用量（g）	油用量（g）
早餐	蔬菜饼*	圆白菜	40	2
		全麦面粉	40	
		胡萝卜	20	
	茭白炒佛手瓜	茭白	20	2
		佛手瓜	20	
	滑嫩蛋	鸡蛋	50	2
	酸奶	不加糖酸奶	150	
午餐	彩椒虾仁意面*	意大利面	40	6
		虾仁	50	
		彩椒	50	
		西红柿	150	
		口蘑	20	
		番茄酱	10	
下午加餐	酸奶	不加糖酸奶	150	
晚餐	小米煎饼	小米面	50	
	西红柿菠菜豆腐猪肝汤*	西红柿	80	4
		北豆腐	30	
		菠菜	80	
		猪肝	40	
	白灼秋葵*	秋葵	60	3

注*：①早餐的蔬菜饼是在面粉中加入适量蔬菜（圆白菜和胡萝卜），这样混合食

用有利于增强饱腹感，抑制餐后血糖。蔬菜饼中的蔬菜推荐圆白菜（圆白菜）、胡萝卜等，让蔬菜饼口感更好。

②午餐的彩椒虾仁意面的点睛之处是意大利面。意大利面（通心粉）比普通面条的GI低很多，再加上彩椒、西红柿、口蘑、虾仁等，不但控糖效果好，而且营养搭配也很齐全。推荐用意大利面替代普通面条。彩椒虾仁意面的烹制方法见第五章推荐的菜肴10。

③在晚餐的西红柿菠菜豆腐猪肝汤中，猪肝是补铁、补血的最佳食材之一，猪肝可以和菠菜豆腐搭配做成汤，也可以用青椒炒。但要注意，每100克现成的卤猪肝含铁仅为2.0毫克，补铁效果远不及新鲜猪肝。西红柿菠菜豆腐猪肝汤的烹调方法见第五章推荐的菜肴63。

④白灼秋葵的具体烹制方法见第五章推荐的菜肴97（注意食材重量略有不同）。

表 3-7　糖尿病合并肥胖患者 1200 千卡一周食谱示范（周日）

餐次	菜肴名称	配料	用量（g）	油用量（g）
早餐	全麦欧包	全麦面粉	40	3
	香煎三文鱼沙拉*	三文鱼	50	
		生菜	30	
		西生菜	40	
		芦笋	30	
		玉米（鲜）	20	
		彩椒	30	
	牛奶	脱脂牛奶	150	
午餐	海苔米饭	小米	20	5
		大米	20	
		海苔	10	
	时蔬牛肉汤	牛肉片	50	
		胡萝卜	50	
		西红柿	150	
		圆白菜	100	
		洋葱	50	
下午加餐	水果	樱桃	150	
晚餐	燕麦糙米饭*	大米	20	
		糙米	20	
		燕麦	10	
	黑椒牛柳	牛里脊肉	50	5
		彩椒	20	

餐次	菜肴名称	配料	用量（g）	油用量（g）
	鸡毛菜蘑菇汤 *	鸡毛菜	50	5
		鸡腿菇	50	
		魔芋丝	30	
		豆腐丝	20	
		裙带菜	20	
		竹荪（干）	10	

注 *：①香煎三文鱼沙拉的做法见第五章推荐的菜肴 37。

②燕麦糙米饭的做法见第五章推荐的菜肴 2。

③鸡毛菜蘑菇汤是一道补充膳食纤维的菜肴，其中的鸡腿菇、竹荪、裙带菜、鸡毛菜、魔芋丝等都富含膳食纤维，可以增强饱腹感，抑制餐后血糖升高，对血脂也大有裨益。特别值得推荐的是鸡腿菇，因其形如鸡腿，味若鸡肉而得名，它口感滑嫩，清香味美，味道鲜美，适合炒、炖、煲汤等。除膳食纤维外，鸡腿菇还富含铁、锌、硒、钾等多种营养物质，营养价值很高，推荐糖尿病患者经常食用。

表 3-8　糖尿病合并肥胖患者 1200 千卡一周食谱综合评价

指标	实际摄入量	推荐摄入量	实际摄入量达到推荐摄入量百分比
能量及核心营养素摄入量			
能量（kcal）	1206	1200	100%
碳水化合物供能比（%）	48%		
碳水化合物（g）	146.8		
蛋白质供能比（%）	21%	15% ~ 20%	
蛋白质（g）	64	1.2g/kg ~ 1.5g/kg	
脂肪供能比（%）	31%	≤ 35%	
脂肪（g）	41.1		
维生素矿物质营养素摄入量			
维生素 A（µg）	1160	800	145.0%
维生素 C（mg）	158.6	100	158.6%
维生素 D（ug）	8.6	10	86.0%
叶酸（ug）	527.7	400	131.9%
维生素 B_1（mg）	0.85	1.2	70.8%

指标	实际摄入量	推荐摄入量	实际摄入量达到推荐摄入量百分比
维生素 B_2（mg）	1.28	1.2	106.7%
钙（mg）	765	800	95.6%
铁（mg）	20.8	12	173.3%
锌（mg）	8.81	12.5	70.5%
硒（ug）	39.44	60	65.7%
镁（mg）	341	330	103.3%
三餐供能比（%）			
早餐及上午加餐	33%	30%～35%	
午餐及下午加餐	34%	30%～35%	
晚餐及晚上加餐	33%	30%～35%	

评价结论

❶ 能量和碳水化合物、蛋白质、脂肪的摄入量符合糖尿病患者减重需要。

❷ 维生素 A、维生素 C、维生素 B_2、叶酸、钙、铁、镁等均达到推荐量的 90% 以上，能够充分满足糖尿病患者的营养需要。

❸ 维生素 D、维生素 B_1、锌、硒略有不足，建议通过营养补充剂适量补充。

❹ 食谱中食材种类多样、齐全（日均摄入 20 种以上食材），其数量兼顾营养素、饱腹感和血糖控制，突出了全谷物／粗杂粮、深色蔬菜、菌藻类蔬菜和奶类摄入量，多次食用魔芋制品，肉类（猪瘦肉、牛里脊、鸡肉等低脂肪食物）、鱼虾（龙利鱼、三文鱼和虾仁等）、蛋类和大豆制品（豆腐、豆腐丝、干豆腐、香干）摄入量亦有保证。

⑤ 三餐能量分配合理，供能比合理。加餐多采用奶类（脱脂牛奶或不加糖酸奶）、坚果及GI较低的水果。

⑥ 烹调油推荐使用橄榄油、茶籽油、亚麻籽油、香油等多种植物油，全天约20克；建议使用低钠高钾盐，全天用量不超过5克。

糖尿病合并高尿酸患者 1800 千卡一周食谱示范

血液中尿酸浓度升高（高尿酸）是痛风发作的病理基础，控制住血液尿酸浓度就能避免痛风发作。血液中尿酸浓度受日常饮食影响很大，主要有三个方面：其一是高嘌呤食物，如鱼虾、内脏、肉类、浓汤等，嘌呤在体内会代谢为尿酸，高尿酸者应少吃或不吃，尤其要避免一餐吃很多此类食物；其二是甜食、饮料和糖，这些食物所含果糖会让尿酸升高，而且它们本来也不适合糖尿病患者食用；其三是饮水，多喝水可以促进血液中的尿酸通过尿液排出。此外，饮酒也会升高血尿酸。

对于合并高尿酸的糖尿病患者而言，食谱要兼顾血糖和血尿酸的控制，食物选择要更加用心。这里我们以 1800 千卡能量级为例，示范糖尿病合并高尿酸患者一周食谱，重点是低嘌呤食物的选择。

表 3-9　糖尿病合并高尿酸患者 1800 千卡一周食谱示范（周一）

餐次	菜肴名称	配料	用量（g）	油用量（g）
早餐*	南瓜小米饭	小米	60	
		南瓜	30	
	核桃奶	纯牛奶	150	
		核桃仁	10	

餐次	菜肴名称	配料	用量（g）	油用量（g）
	菠菜摊蛋饼	鸡蛋	50	3
		菠菜	30	
	醋熘白菜	大白菜	80	3
		水发木耳	20	
上午加餐*	混合坚果	栗子	10	
		葵花子	10	
午餐*	燕麦玉米糙饭	大米	25	3
		燕麦片	30	
		玉米糙	25	
	青红萝卜炖羊肉	青萝卜	30	
		红萝卜	30	
		羊里脊	60	
	西红柿冬瓜汤	冬瓜	80	3
		西红柿	30	
	韭菜炒豆芽	韭菜	60	3
		黄豆芽	60	
下午加餐*	牛奶	纯牛奶	200	
晚餐*	时蔬蛋炒饭	大米	40	4
		燕麦	40	
		鸡蛋	30	
		胡萝卜	20	
		玉米粒	20	
		彩椒	20	
	多宝鱼炖茄子	多宝鱼	60	3
		茄子	60	
	清炒茼蒿	茼蒿	100	2
晚上加餐*	草莓奶昔	草莓	100	
		脱脂牛奶	150	

注*：早、午、晚三餐和加餐的照片及点评见图 3-7 ~ 图 3-12。

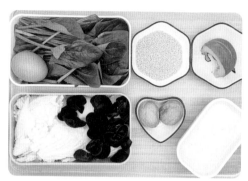

图 3-7　糖尿病合并高尿酸患者 1800 千卡
食谱周一早餐原料

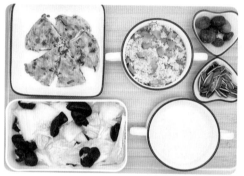

图 3-8　糖尿病合并高尿酸患者 1800 千卡
食谱周一早餐和上午加餐

早餐和上午加餐食谱点评：小米不但对血糖友好，而且嘌呤含量也很低（20 毫克 /100 克），特别适合糖尿病合并高尿酸患者作为主食食用。南瓜小米饭是将生南瓜切块后直接和小米一起下锅煮饭，煮粥也可以。鸡蛋是高蛋白食物，但嘌呤含量极低，几乎为零。牛奶也是几乎不含嘌呤的食物，可以跟鸡蛋一起作为高尿酸患者的主要蛋白质来源。核桃仁先用微波炉加热 1～2 分钟，加入牛奶中打碎即成核桃奶。菠菜和大白菜都是低嘌呤食物，其嘌呤含量分别为 8 毫克 /100 克和 14 毫克 /100 克。菠菜摊蛋饼和醋熘白菜都是很家常的吃法，烹调方法也很简单。

午餐和下午加餐食谱点评：玉米糙和燕麦不但是血糖生成指数（GI）很低的食物，而且都是低嘌呤食物，其嘌呤含量分别为 10 毫克 /100 克和 34 毫克 /100 克，特别适合糖尿病合并高尿酸患者作为主食。两者分别与大米以大致 2：1 的比例混合烹制成杂粮米饭即可。羊肉嘌呤含量为 109 毫克 /100 克，是嘌呤含量较低的肉类。在烹制青红萝卜炖羊肉时，先将羊肉煮到七八成熟，把肉汤去掉（嘌呤会溶解在汤中），然后加清水、青萝卜、红萝卜一起炖，能降低菜肴中嘌呤的含量。

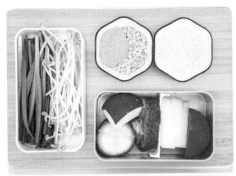

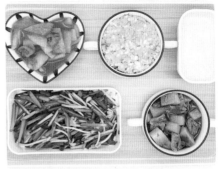

图 3-9　糖尿病合并高尿酸患者 1800 千卡食谱周一午餐原料

图 3-10　糖尿病合并高尿酸患者 1800 千卡食谱周一午餐和下午加餐

晚餐和晚上加餐食谱点评： 时蔬蛋炒饭的主要原料有大米、燕麦、鸡蛋、彩椒、胡萝卜、玉米粒等，食材种类丰富，制作时可根据家中现成的食材搭配。在三餐中增加一些蛋类替代嘌呤含量相对较高的肉类、鱼虾，对控制尿酸有益。众所周知，大部分鱼虾是高嘌呤食物，尿酸高的糖尿病患者要少吃或不吃，但也有例外，多宝鱼的嘌呤含量为 70 毫克 /100 克，并不是很高。类似的还有鳕鱼（71 毫克 /100 克）、银鳕鱼（65 毫克 /100 克）、小银鱼（23 毫克 /100 克）、沙丁鱼（82 毫克 /100 克）、海蜇丝（9 毫克 /100 克）、鲜海参（8 毫克 /100 克）等，合并高尿酸的糖尿病患者可少量食用。

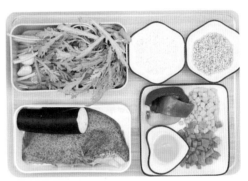

图 3-11　糖尿病合并高尿酸患者 1800 千卡食谱周一晚餐原料

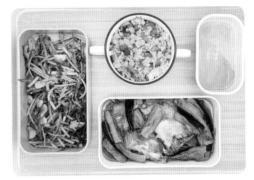

图 3-12　糖尿病合并高尿酸患者 1800 千卡食谱周一晚餐和晚上加餐

表 3-10　糖尿病合并高尿酸患者 1800 千卡一周食谱示范（周二）

餐次	菜肴名称	配料	用量（g）	油用量（g）
早餐	鸡蛋三明治	全麦面粉	50	4
		西红柿	60	
		生菜	10	
		黄瓜	40	
		鸡蛋	60	
	杏仁核桃露	杏仁	5	
		脱脂牛奶	150	
		核桃	10	
上午加餐	牛奶	纯牛奶	200	
午餐	薏米饭*	大米	35	
		薏米	35	
	黄花菜豆芽炒肉丝	绿豆芽	50	4
		猪里脊肉	40	
		黄花菜	30	
	酸辣豆腐汤*	小白菜	40	2
		北豆腐	40	
		魔芋丝	30	
		西红柿	30	
		鸡蛋	40	
	白灼芥蓝	芥蓝	80	2
下午加餐	酸奶	酸奶	100	
	蒸红薯	红薯	40	
晚餐	二米饭	大米	35	
		小米	35	
	蒜茸炒丝瓜	丝瓜	130	3
	洋葱木耳炒鸡蛋	水发木耳	15	4
		洋葱	30	
		鸡蛋	50	
	葱烧海参*	海参	40	5
		大葱	40	
晚上加餐	水果	橙子	150	

注*：①薏米也是"双低"食材，即低血糖生成指数（GI）和低嘌呤（嘌呤含量为 15 毫克 /100 克），适合糖尿病合并高尿酸患者作为主食食用。薏米可与大米按照 1：1

比例混合煮成薏米饭。注意，薏米要提前浸泡 8 ~ 10 小时，否则不能与大米一起煮熟。

②酸辣豆腐汤是用小白菜、北豆腐、魔芋丝、西红柿和鸡蛋做成的清汤。高尿酸的人一般不建议喝肉汤、海鲜汤或菌汤，但酸辣豆腐汤是可以的。小白菜（嘌呤含量为 14 毫克 /100 克）和魔芋丝提供了较多膳食纤维，有助于控制血糖。制作这道菜肴时不要使用鸡精，鸡精的嘌呤含量很高。酸辣豆腐汤的烹制方法见第五章推荐的菜肴 68。

③葱烧海参是一道经典的胶东名吃。烹制葱烧海参时，先将海参解冻后洗净，切条焯水，然后在锅内放少量油，烧热后加入葱段，爆香后将葱段盛出备用；原锅中加入海参，再加入适量盐、蚝油、生抽、汤等，盖上锅盖焖至汁收，加入之前爆香的葱段，翻炒片刻即可出锅。注意，为了稳定血糖，不要加糖或勾芡。

表 3-11　糖尿病合并高尿酸患者 1800 千卡一周食谱示范（周三）

餐次	菜肴名称	配料	用量（g）	油用量（g）
早餐	菠菜鸡蛋面	荞麦面	60	3
		菠菜	100	
		鸡蛋	60	
	坚果	核桃	10	
	牛奶	脱脂牛奶	150	
	黄瓜拌海蜇*	海蜇	30	2
		黄瓜	80	
上午加餐	水果	草莓	150	
午餐	二米饭	大米	35	
		小米	35	
	西葫芦炒鸡蛋	西葫芦	40	4
		胡萝卜	20	
		鸡蛋	50	
	芹菜拌豆腐干*	芹菜	80	2
		豆腐干	30	
	油煮莜麦菜*	莜麦菜	100	2
下午加餐	酸奶芋头	不加糖酸奶	100	
		芋头	50	
晚餐	二米饭	大米	50	
		小米	30	

餐次	菜肴名称	配料	用量（g）	油用量（g）
	小白菜茄汁鹌鹑蛋	鹌鹑蛋	30	5
		小白菜	50	
		魔芋丝	30	
		土豆	30	
	有机花菜炒木耳*	菜花	80	3
		水发木耳	20	
		猪里脊肉	15	
	酸辣汤	水发木耳	10	2
		金针菇	15	
		北豆腐	30	
晚上加餐	牛奶	纯牛奶	150	

注*：①黄瓜拌海蜇中的海蜇是低嘌呤食材，其嘌呤含量仅为9毫克/100克，适合高尿酸患者食用。

②芹菜拌豆腐干和酸辣汤中分别用了30克豆腐干和30克北豆腐，两者嘌呤含量并不是很高，分别为89毫克/100克和68毫克/100克。

③油煮莜麦菜是非常值得推荐的吃法，既可以保持莜麦菜的清脆口感和营养不流失，又有助于控制油的摄入。具体烹制方法见第五章推荐的菜肴96。

④有机花菜炒木耳用了少量猪里脊肉，虽然猪肉嘌呤含量较高（138毫克/100克），但毕竟只有15克，实际摄入的嘌呤并不多。当然，如果是痛风发作期，则建议完全避免鱼虾和肉类食物。

表 3-12　糖尿病合并高尿酸患者 1800 千卡一周食谱示范（周四）

餐次	菜肴名称	配料	用量（g）	油用量（g）
早餐	二合面馒头	全麦面粉	20	
		玉米面	30	
	枸杞小米粥	小米	20	
		枸杞	2	
		核桃	10	
	蒸蛋羹	鸡蛋	60	
	白灼秋葵*	秋葵	100	2

餐次	菜肴名称	配料	用量（g）	油用量（g）
上午加餐	牛奶*	脱脂牛奶	200	
午餐	五彩杂粮饭*	大米	30	
		藜麦	20	
		玉米糁	20	
	大白菜猪肉炖豆腐	豆腐	80	4
		猪里脊	40	
		大白菜	100	
	白灼菜心	菜心	100	4
下午加餐	蒸红薯	红薯	30	
	酸奶*	不加糖酸奶	150	
晚餐	五彩杂粮饭	大米	30	
		藜麦	20	
		玉米糁	20	
	丝瓜炒鸡蛋	丝瓜	100	4
		鸡蛋	60	
	菜花炒木耳	菜花	80	4
		水发木耳	20	
	上汤鸡毛菜	鸡毛菜	100	4
晚上加餐	水果	苹果	150	

注*：①白灼秋葵烹饪非常简单，具体烹制方法见第五章推荐的菜肴97。

②五彩杂粮饭是用大米、藜麦和玉米糁混合而成，有利于延缓餐后血糖上升速度。

③加餐选用纯牛奶或不加糖酸奶，要注意避免额外添加糖，应仔细看配料表。

④全天蔬菜摄入量大约为600克，尤其是秋葵、菜心、鸡毛菜等低嘌呤的蔬菜较多，有助于控制血糖，碱化尿液，促进尿酸顺利排出。

表 3-13　糖尿病合并高尿酸患者 1800 千卡一周食谱示范（周五）

餐次	菜肴名称	配料	用量（g）	油用量（g）
早餐	西红柿鸡蛋汤面*	荞麦面	60	5
		鸡蛋	40	
		水发木耳	20	
		西红柿	80	

餐次	菜肴名称	配料	用量（g）	油用量（g）
	老醋菠菜	菠菜	80	
	坚果	夏威夷果	10	
	牛奶	纯牛奶	150	
上午加餐	水果	橙子	150	
午餐	燕麦米饭	大米	35	
		燕麦	35	
	蒜薹炒肉	蒜薹	100	5
		猪里脊	50	
	尖椒炒干豆腐	青辣椒	100	3
		豆腐丝	40	
	丝瓜汤 *	丝瓜	60	2
下午加餐	酸奶	不加糖酸奶	100	
晚餐	燕麦米饭	大米	35	
		燕麦	35	
	鸭血粉丝煲 *	鸭血	50	4
		粉丝	20	
		油豆腐	10	
		鸡毛菜	60	
	莴笋胡萝卜汤 *	莴笋	80	4
		胡萝卜	20	
	鸡蛋炒莜麦菜	莜麦菜	100	4
		鸡蛋	50	
晚上加餐	牛奶	脱脂牛奶	200	

注 *：①西红柿鸡蛋汤面、莴笋胡萝卜汤和丝瓜汤等含较多汤汁的菜肴可以增加水分摄入，尤其是蔬菜汤，有助于尿酸排泄。推荐糖尿病合并高尿酸患者每日饮水 2500 毫升～ 3000 毫升，应选用白开水。

②鸭血粉丝煲中鸭血的嘌呤含量很低，仅有 11.8 毫克/100 克，远低于其他肉类食材，且鸭血富含蛋白质、维生素 A 和铁、锌等营养素，建议合并高尿酸的糖尿病患者每周食用 2 ～ 3 次。鸭血的吃法有很多，其中最经典的就是鸭血粉丝煲，可以多加一点儿蔬菜，用魔芋丝替代部分粉丝，不要放鸡精。具体烹制方法见第五章推荐的菜肴 72。

表 3-14　糖尿病合并高尿酸患者 1800 千卡一周食谱示范（周六）

餐次	菜肴名称	配料	用量（g）	油用量（g）
早餐	玉米面发糕	玉米面	30	5
		全麦面粉	30	
	洋葱木耳炒鸡蛋	洋葱	50	
		水发木耳	30	
		鸡蛋	60	
	牛奶	脱脂牛奶	150	
上午加餐	水果	柚子	150	
午餐	燕麦米饭	燕麦	35	
		大米	35	
	榛蘑炖鸡腿 *	鸡腿	60	4
		水发榛蘑	50	
	彩椒炒茭白 *	彩椒	80	2
		茭白	50	
	蒜茸乌塌菜	乌塌菜	100	2
下午加餐	坚果	腰果	10	
	牛奶	脱脂牛奶	150	
晚餐	红米饭	红米	35	
		大米	35	
	鸡毛菜炒鸡蛋	鸡蛋	60	5
		鸡毛菜	150	
	炒杂菜	洋葱	100	5
		魔芋丝	40	
		豆腐丝	40	
		水发木耳	30	
晚上加餐	牛奶	脱脂牛奶	200	

注 *：①榛蘑炖鸡腿要用新鲜榛蘑，新鲜榛蘑的嘌呤含量为 23 毫克 /100 克，是菌类中嘌呤含量较低的品种。与之相似的还有鸡腿菇、鲜香菇和木耳，嘌呤含量分别为 21 毫克 /100 克、37 毫克 /100 克和 38 毫克 /100 克。比较而言，杏鲍菇、滑子蘑和平菇的嘌呤含量较高，分别为 94 毫克 /100 克、84 毫克 /100 克和 89 毫克 /100 克。

②彩椒炒茭白这道菜的食材搭配在一起看起来色泽清新，在营养价值方面，它是一道富含膳食纤维、维生素 C 的控糖菜肴。制作这道菜时要注意急火快炒，避免食材软烂，失去清脆的口感。

表 3-15 糖尿病合并高尿酸患者 1800 千卡一周食谱示范（周日）

餐次	菜肴名称	配料	用量（g）	油用量（g）
早餐	全麦馒头	全麦面粉	50	
	小米粥	小米	20	
	洋葱炒鹅蛋	鹅蛋	70	2
		洋葱	40	
	杏仁碎拌菠菜*	菠菜	60	2
		杏仁	10	
上午加餐	牛奶	纯牛奶	200	
午餐	糙米饭	大米	35	
		糙米	35	
	西红柿萝卜羊肉	羊里脊	50	4
		西红柿	50	
		青萝卜	40	
	乌塌菜炒鸡蛋*	乌塌菜	150	4
		鸡蛋	50	
下午加餐	酸奶	不加糖酸奶	200	
晚餐	糙米饭	大米	35	
		糙米	35	
	清炒小白菜	小白菜	100	2
	蒜茸红薯叶	红薯叶	100	2
	家常韭菜炒猪血*	韭菜	50	4
		猪血	50	
晚上加餐	水果	柚子	150	

注*：①杏仁碎拌菠菜要提前将菠菜焯水后切段，然后将杏仁碎和菠菜段放入盆内，加适量盐、白醋、香油，拌匀即可。这道菜制作简单方便，非常适合忙碌的早晨。

②乌塌菜炒鸡蛋可以先将鸡蛋轻微炒熟后备用，重新起锅翻炒乌塌菜，然后将鸡蛋加入即可。乌塌菜是上海著名的春节吉祥蔬菜，其叶片肥嫩，色美味鲜，营养丰富，备受人们青睐，可炒食、做汤、凉拌。乌塌菜钙含量高达 180 毫克/100 克，是十分值得推荐的绿叶菜之一。乌塌菜炒鸡蛋的烹制方法见第五章推荐的菜肴 80。

③韭菜和猪血是绝配，韭菜炒猪血不论在口味上还是在营养上都很值得推荐。猪血中含铁量较高，而且以血红素铁的形式存在，容易被人体吸收利用。不同于其他的动物内脏，猪血的嘌呤含量很低，仅有 40 毫克/100 克，高尿酸患者可以用猪血替代肉类。家常韭菜炒猪血的烹制方法见第五章推荐的菜肴 69。

表 3-16　糖尿病合并高尿酸患者 1800 千卡一周食谱综合评价

指标	实际摄入量	推荐摄入量	实际摄入量达到推荐摄入量百分比
能量及核心营养素摄入量			
能量（kcal）	1802	1800	100%
碳水化合物供能比（%）	52%		
碳水化合物（g）	232.8		
蛋白质供能比（%）	18%	15% ~ 20%	
蛋白质（g）	82.3	1.2g/kg ~ 1.5g/kg	
脂肪供能比（%）	30%	≤ 35%	
脂肪（g）	60.6		
维生素矿物质营养素摄入量			
维生素 A（μg）	853	800	106.6%
维生素 C（mg）	176.3	100	176.3%
维生素 D（ug）	2.2	10	22.0%
叶酸（ug）	536.55	400	134.1%
维生素 B_1（mg）	1.21	1.2	100.8%
维生素 B_2（mg）	1.67	1.2	139.2%
钙（mg）	1154	800	144.3%
铁（mg）	25.7	12	214.2%
锌（mg）	10.27	12.5	82.2%
硒（ug）	42.92	60	71.5%
镁（mg）	467	330	141.5%
三餐供能比（%）			
早餐及上午加餐	33%	30% ~ 35%	
午餐及下午加餐	34%	30% ~ 35%	
晚餐及晚上加餐	33%	30% ~ 35%	

评价结论

❶ 能量和碳水化合物、蛋白质、脂肪的摄入量符合 1800 千卡能量级糖尿病合并高尿酸患者需要。

❷ 维生素A、维生素C、维生素B_1、维生素B_2、叶酸、钙、铁、镁等均达到推荐量的90%以上，能够充分满足糖尿病合并高尿酸患者的营养需要。

❸ 维生素D不足，锌和硒略有不足，建议通过营养补充剂适量补充。

❹ 食谱中食材种类多样、齐全（日均摄入约20种食材），其数量兼顾营养素、尿酸和血糖控制，突出了全谷物／粗杂粮、蔬菜、奶类摄入量，多次食用魔芋制品。蛋类食用量较多，肉类和鱼虾摄入较少（选用低嘌呤品种）。

❺ 食谱采用"3+3"模式，三餐和加餐能量分配合理，供能比合理。加餐多采用奶类（脱脂牛奶或不加糖酸奶）及GI较低的水果。

❻ 烹调油推荐使用橄榄油、亚麻籽油、香油等多种植物油，全天约24克；建议使用低钠高钾盐，全天用量不超过5克。

糖尿病合并高血压患者 1800 千卡一周食谱示范

高盐（钠）、低钾饮食，超重和肥胖是我国人群主要的高血压危险因素。合并高血压的糖尿病患者首先要低盐饮食，包括严格控制食盐的摄入，每天盐的摄入量要少于5克（本食谱建议3克）；要选用低钠盐（低钠高钾盐）；要少用酱油、大酱、味精、鸡精、蒜茸辣酱等咸味调料，少吃榨菜、咸菜、酱菜、腌菜等，一定要吃时应代替一部分食盐；要少吃高钠加工食品。购买加工食品时，要注意营养成分表上钠含量一项。

与低盐饮食同样重要的是高钾饮食，摄入充足的钾有助于降低血压。新鲜蔬菜和水果是钾的主要来源，所以合并高血压的糖尿病患者应该多吃新鲜蔬菜（每天达到 750 克～1000 克），多选钾含量较高的绿叶蔬菜（油菜、菠菜、菜心、茼蒿、红苋菜、空心菜、蒜苗、韭菜、芹菜、小白菜等）、鲜豆类（豆角、油豆角、毛豆、蚕豆、扁豆、豌豆等）、甜椒、西红柿、苦瓜、鲜蘑菇、海带等。同时，要适量摄入水果（视血糖情况每天摄入 100 克～200 克）。此外，豆类（包括干豆、鲜豆、大豆和杂豆）和菌藻类（蘑菇、木耳、海带等）也富含钾。

这里我们以 1800 千卡能量级为例，示范糖尿病合并高血压患者一周食谱，重点是低盐、高钾食物的选择。烹调一律使用低钠高钾盐，每天 3 克（大约提供 300 毫克钾）。

表 3-17　糖尿病合并高血压患者 1800 千卡一周食谱示范（周一）

餐次	菜肴名称	配料	用量（g）	油用量（g）
早餐*	玉米窝头	玉米面	20	
		全麦面粉	20	
	绿豆粥	绿豆	15	
		大米	15	
	彩椒鲜蘑炒鸡蛋	彩椒	30	4
		鲜蘑	80	
		鸡蛋	50	
	清炒豌豆苗	豌豆苗	100	
上午加餐*	牛奶	纯牛奶	150	
	水果	樱桃	100	
午餐*	糙米饭	糙米	30	
		大米	30	
	鲜虾炖娃娃菜	娃娃菜	20	3
		胡萝卜	30	
		木耳	30	
		海虾	50	
		魔芋丝	30	
	小白菜肉丸汤	小白菜	50	3
		猪里脊	30	
	口蘑炒芥蓝	芥蓝	80	3
		鲜口蘑	40	

餐次	菜肴名称	配料	用量（g）	油用量（g）
下午加餐*	牛奶	纯牛奶	150	
晚餐*	糙米饭	糙米	35	
		大米	35	
	豆芽韭菜炒猪肝	绿豆芽	50	3
		韭菜	50	
		猪肝	60	
	西红柿炒花菜	西红柿	50	3
		花菜	50	
	黄瓜海带结拌腐竹	腐竹	20	3
		黄瓜	60	
		海带	20	
晚上加餐*	芹菜胡萝卜坚果汁	核桃	10	
		芹菜	60	
		胡萝卜	20	

注*：早、午、晚三餐和加餐的照片及点评见图 3-13 ～ 图 3-18。

早餐和上午加餐食谱点评：绿豆不但血糖生成指数低（GI 为 27），对血糖十分友好，其钾含量也很高（787 毫克 /100 克），特别适合糖尿病合并高血压患者。做绿豆粥时提前将绿豆浸泡 8 ～ 10 小时，然后与大米同煮。彩椒和鲜蘑都属于高钾蔬菜，钾含量分别为 278 毫克 /100 克和 312 毫克 /100 克。

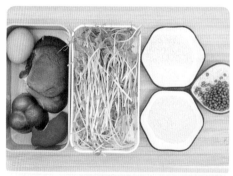

图 3-13　糖尿病合并高血压患者 1800 千卡食谱周一早餐原料

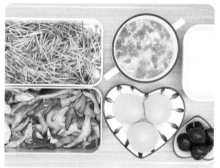

图 3-14　糖尿病合并高血压患者 1800 千卡食谱周一早餐和上午加餐

午餐和下午加餐食谱

点评： 小白菜钾含量为 116 毫克/100 克，钙含量为 117 毫克/100 克，是营养价值比较高的蔬菜。把小白菜切碎，猪里脊肉做成肉馅，二者放在一起做成肉丸子，营养丰富又容易消化吸收。干口蘑的钾含量非常高，为 3106 毫克/100 克，还富含膳食纤维（17.2 克/100 克）。口蘑可单独食用，也可作为配菜，比如口蘑炒芥蓝、口蘑炒空心菜，口蘑还可以微波烤、焯水后凉拌、做汤等，食用非常方便。

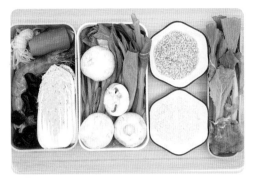

图 3-15　糖尿病合并高血压患者 1800 千卡食谱周一午餐原料

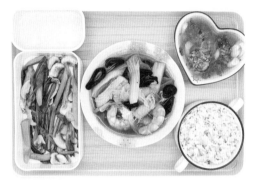

图 3-16　糖尿病合并高血压患者 1800 千卡食谱周一午餐和下午加餐

晚餐和晚上加餐食谱点评： 韭菜是高钾蔬菜，钾含量高达 241 毫克/100 克。猪肝不但富含铁，而且维生素 A 含量丰富。猪肝和韭菜、豆芽是很好的搭配。猪肝洗净切薄片，韭菜处理干净后切段，豆芽洗净，备用；锅中加适量油烧热，煸香葱、姜后下猪肝翻炒，猪肝翻炒变色后，先加豆芽翻炒 1 分钟，再加韭菜翻炒片刻，调味出锅。注意不要炒得太久，否则韭菜会变蔫，

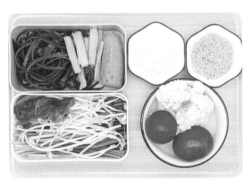

图 3-17　糖尿病合并高血压患者 1800 千卡食谱周一晚餐原料

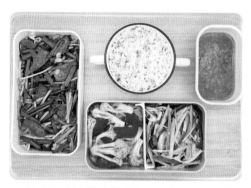

图 3-18　糖尿病合并高血压患者 1800 千卡
食谱周一晚餐和晚上加餐

猪肝的口感也会发硬。腐竹是大豆制品，不但富含优质蛋白，而且钾含量高达 553 毫克/100 克。海带的钾含量更是高达 761 毫克 /100 克。芹菜和胡萝卜都可以补钾，制作芹菜胡萝卜坚果汁时，将芹菜洗净、切段，胡萝卜切块，核桃仁去皮，三者放在一起加入少许水打成汁，作为晚上加餐。喝蔬菜汁是补钾的好办法，要注意每次不宜制作太多，现榨现喝，避免过久存放。

表 3-18　糖尿病合并高血压患者 1800 千卡一周食谱示范（周二）

餐次	菜肴名称	配料	用量（g）	油用量（g）
早餐	海鲜意大利面*	意大利面	60	3
		三文鱼	40	
		西红柿	50	
	水蒸蛋	鸡蛋	50	
	牛奶	纯牛奶	150	
	清炒苋菜	苋菜	100	2
上午加餐	水煮毛豆*	毛豆	20	
	水果	哈密瓜	100	
午餐	糙米饭	大米	35	
		糙米	35	
	西红柿炒圆白菜	圆白菜	70	4
		西红柿	30	
	荷塘小炒	荷兰豆	50	4
		水发木耳	20	
		胡萝卜	10	
	竹荪炖鸡汤*	鸡腿	50	4
		竹荪（干）	15	
下午加餐	牛奶	脱脂牛奶	100	
	坚果	杏仁	10	

餐次	菜肴名称	配料	用量（g）	油用量（g）
晚餐	高粱米饭	高粱米	35	
		大米	35	
	葱油豆腐皮	豆腐皮	30	3
		大葱	40	
		香菜	10	
	金针菇鲳鱼煲*	鲳鱼	60	2
		金针菇	40	
	清炒乌塌菜	乌塌菜	100	2
晚上加餐	牛奶	脱脂牛奶	150	

注 *：①海鲜意大利面（通心面）的血糖生成指数很低，是很适合糖尿病患者的一款主食，其制作过程中不额外加碱、加盐，钠含量比普通挂面或面条少，对糖尿病合并高血压患者有益。经典的牛肉酱意大利面、海鲜意大利面、茄汁意大利面等，都可以根据个人喜好尝试选用不同口味的意面。

②毛豆可以说是高钾低钠食材的典范，每100克（可食部）新鲜毛豆含钾391毫克/100克，而钠含量仅有4毫克/100克。毛豆可以直接水煮后作为加餐食用，非常方便。在煮毛豆时可加入陈皮、大料等调味料，做成不加盐或者少加盐的水煮毛豆。还可将剥好的毛豆与豆腐干、肉丝等一同炒食。

③竹荪炖鸡汤中的竹荪钾含量高达11882毫克/100克（干重），堪称所有食材中钾含量之最。竹荪一般是干品，但很容易泡发，建议稍泡久一点儿，中间换洗2～3次水，蒂部要剪掉，避免影响鸡汤的鲜美。

④金针菇鲳鱼煲中的鲳鱼（银鲳鱼）不但富含优质蛋白，而且钾含量也比较高，为328毫克/100克。像菌藻类一样，鱼虾类也普遍含有较多的钾。金针菇的钾含量为195毫克/100克。

表 3-19　糖尿病合并高血压患者 1800 千卡一周食谱示范（周三）

餐次	菜肴名称	配料	用量（g）	油用量（g）
早餐	胡萝卜丝土豆饼*	全麦面粉	60	4
		土豆	40	
		胡萝卜	30	
	黄瓜拌金针菇	黄瓜	50	2
		金针菇	40	

餐次	菜肴名称	配料	用量（g）	油用量（g）
	西蓝花蒸蛋羹	鸡蛋	50	2
		西蓝花	30	
	牛奶	纯牛奶	150	
上午加餐	酸奶	不加糖酸奶	100	
	坚果	巴旦木仁	10	
午餐	二米饭	小米	40	
		大米	40	
	酱牛肉	牛腱子肉	50	
	韭菜炒豆腐丝	韭菜	100	5
		豆腐丝	60	
	白灼芥蓝	芥蓝	120	4
下午加餐	水果	樱桃	150	
晚餐	小米饭	小米	40	
		大米	40	
	清蒸鳕鱼	鳕鱼	60	4
	木耳拌心里美*	心里美萝卜	100	3
		水发木耳	20	
	泰式空心菜*	空心菜	100	2
		猪里脊肉	20	
		魔芋丝	40	
晚上加餐	牛奶	脱脂牛奶	150	

注*：①胡萝卜丝土豆饼中的全麦面粉和土豆钾含量都超过一般的精制谷物，尤其是土豆，每100克土豆中含钾347毫克，而钠仅有5.9毫克。用土豆替代一部分主食有助于补钾。胡萝卜虽然钾含量不是很高（119毫克/100克），但是胡萝卜素含量高达4130微克/100克，对预防糖尿病眼病有益。将土豆、胡萝卜切丝水洗后，倒入全麦面粉，加少许盐、白胡椒粉调味，搅拌均匀，平底锅内涂抹少许油，摊饼，烙至两面金黄即可，趁热食用口感酥脆，外焦里嫩。具体做法见第五章推荐的菜肴23。

②木耳拌心里美是一道非常开胃的小菜。心里美是指红心萝卜，其钾含量高达385毫克/100克，钙含量也不低（86毫克/100克）。凉拌心里美萝卜时，添加适当食醋可使菜肴的色泽更鲜艳。

③空心菜是营养价值很高的绿叶蔬菜，钾含量为305毫克/100克，钙含量为115毫克/100克。用小米椒、泰式甜辣酱、鱼露等调味品与空心菜共同烹制，十分美味。在制作这道菜肴时，还加入了有利于血糖平稳的魔芋丝等食材。

表 3-20　糖尿病合并高血压患者 1800 千卡一周食谱示范（周四）

餐次	菜肴名称	配料	用量（g）	油用量（g）
早餐	金枪鱼全麦三明治	全麦面包	60	
		水浸金枪鱼	40	
		西生菜	40	
		沙拉酱	10	
	蚕豆拌时蔬 *	鲜蚕豆	20	3
		紫甘蓝	30	
		西生菜	30	
		苦菊	15	
		彩椒	20	
	牛奶	脱脂牛奶	150	
	焖太阳蛋	鸡蛋	50	3
上午加餐	牛奶	脱脂牛奶	100	
	水果	柚子	150	
午餐	全麦豆沙包 *	全麦面粉	40	
		红小豆	30	
	鸡腿炖榛蘑 *	鸡腿	50	3
		榛蘑	60	
		胡萝卜	20	
	蒜香炒茼蒿	茼蒿	80	3
	海带菜豆腐汤	海带菜	50	3
		北豆腐	50	
下午加餐	酸奶	不加糖酸奶	150	
晚餐	燕麦米饭	燕麦	40	
		大米	40	
	茶树菇炒空心菜 *	空心菜	100	3
		干茶树菇	20	
	豆豉鲅鱼	鲅鱼	50	3
		魔芋丝	30	
		淡豆豉	10	

餐次	菜肴名称	配料	用量（g）	油用量（g）
	乌塌菜炒木耳	乌塌菜	60	3
		水发木耳	20	
晚上加餐	坚果	核桃仁	10	

注 *：①蚕豆拌时蔬尽量选用高钾的蔬菜，如鲜蚕豆、紫甘蓝、西生菜、苦菊、彩椒等。新鲜蚕豆钾含量为 391 毫克 /100 克，蛋白质含量为 8.8%，干蚕豆钾含量为 1118 毫克 /100 克，蛋白质含量为 22%。新鲜蚕豆可以用来炒菜，或者直接水煮后作为加餐食用；干蚕豆可以烤或水煮等。

②全麦豆沙包是很值得推荐的控糖主食。红小豆不但富含膳食纤维，血糖生成指数（GI）很低，而且钾含量很高，为 860 毫克 /100 克，是普通米、面的六七倍，对缓解高血压有益。与红小豆类似的还有绿豆（钾含量为 787 毫克 /100 克）、红芸豆（钾含量为 1215 毫克 /100 克）和白扁豆（钾含量为 1070 毫克 /100 克）等，都可以用来做成豆馅或者和米饭一起蒸煮食用。

③鸡腿炖榛蘑中的榛蘑钾含量非常高，为 4629 毫克 /100 克（干重）。与之类似的还有黄蘑和鸡腿菇，钾含量分别为 4647 毫克 /100 克（干重）和 4053 毫克 /100 克（干重）。

④茶树菇炒空心菜这道菜中使用的干茶树菇钾含量较高，为 2165 毫克 /100 克。干茶树菇泡发后和空心菜一起炒熟，味道鲜美。亦可用新鲜的茶树菇炒菜、煲汤。

表 3-21　糖尿病合并高血压患者 1800 千卡一周食谱示范（周五）

餐次	菜肴名称	配料	用量（g）	油用量（g）
早餐	全麦面包煎蛋	全麦面包	50	2
		鸡蛋	50	
	海带丝拌干豆腐	海带	60	2
		豆腐丝	40	
		胡萝卜	10	
	牛奶小麦胚芽饮 *	纯牛奶	150	
		小麦胚芽粉	20	
	蒜茸茼蒿	茼蒿	80	2
上午加餐	水果	葡萄	150	
午餐	绿豆米饭	绿豆	40	
		大米	45	

餐次	菜肴名称	配料	用量（g）	油用量（g）
	彩椒炒牛肉粒	牛里脊肉	60	3
		彩椒	50	
		洋葱	40	
	西红柿炒圆白菜	西红柿	40	2
		圆白菜	60	
	蚝油油菜薹	油菜薹	80	2
下午加餐	牛奶	纯牛奶	200	
晚餐	绿豆米饭	绿豆	40	
		大米	45	
	茄子炖鲤鱼	娃娃菜	50	5
		魔芋丝	50	
		鲤鱼	50	
		茄子	50	
	杏鲍菇炒芦笋 *	杏鲍菇	50	3
		芦笋	50	
	紫菜蛋花汤 *	紫菜（干）	2	2
		鸡蛋	30	
		鲜蘑	30	
晚上加餐	坚果 *	榛子	10	
	牛奶	纯牛奶	100	

注 *：①制作牛奶小麦胚芽饮使用的小麦胚芽粉是一款蛋白质、维生素、矿物质、膳食纤维都颇为丰富的食材，每 100 克小麦胚芽粉含膳食纤维 5.6 克、钾 1523 毫克、锌 23.4 毫克、硒 65.20 毫克、维生素 B_1 3.5 毫克、维生素 B_2 0.79 毫克，推荐糖尿病合并高血压患者食用。小麦胚芽粉可以直接用牛奶或热水冲泡后食用，也可以加入米饭、面食中食用。

②杏鲍菇炒芦笋是一道补钾菜肴，芦笋和杏鲍菇的钾含量分别为 304 毫克 /100 克和 242 毫克 /100 克。

③紫菜蛋花汤虽然用的紫菜不多，但因为紫菜钾含量很高（1796 毫克 /100 克），所以仍能起到补钾的作用。要注意紫菜、海带等海藻类天然含有较多钠，所以用藻类做菜、煲汤时要少放盐或不放盐。

④榛子的钾含量高达 1244 毫克 /100 克，也可以用来补钾。与之类似，杏仁、松子、开心果、花生也是非常值得推荐的加餐坚果。

表 3-22　糖尿病合并高血压患者 1800 千卡一周食谱示范（周六）

餐次	菜肴名称	配料	用量（g）	油用量（g）
早餐	杂豆稠粥 *	鹰嘴豆	20	
		大米	20	
		红小豆	20	
	荸荠炒木耳 *	荸荠	80	2
		水发木耳	20	
	三文鱼滑蛋	鸡蛋	50	3
		三文鱼	30	
	牛奶	纯牛奶	200	
上午加餐	水果	柚子	150	
午餐	黄金二米饭	玉米糁	40	
		大米	40	
	苦瓜炒肉丝	苦瓜	70	4
		猪里脊肉	70	
	上汤苋菜	苋菜	120	3
	炒杂菌	茶树菇	10	3
		杏鲍菇	30	
		白玉菇	30	
		水发木耳	20	
下午加餐	酸奶芋头	不加糖酸奶	150	
		芋头	30	
晚餐	荞麦面条	荞麦面	70	
	蔬菜海鲜煲 *	油菜	40	3
		金针菇	40	
		香菇	40	
		西红柿	60	
		海虾	40	
		水发木耳	20	
	干煸四季豆	四季豆	80	4
	蚝油空心菜	空心菜	100	3
晚上加餐	坚果	开心果	10	

注 *：①制作杂豆稠粥之前，要先将红小豆、鹰嘴豆等杂豆提前浸泡 8～10 小时，然后和大米一起下锅煮粥。大豆类不但血糖生成指数（GI）低，而且富含钾，鹰嘴豆和红小豆的钾含量分别为 830 毫克 /100 克和 860 毫克 /100 克。

②荸荠口感脆爽，适合与木耳、青椒、胡萝卜一起炒，黑、白、红、绿，色泽亮丽。荸荠的钾含量高达 306 毫克 /100 克。

③蔬菜海鲜煲是将油菜、金针菇、香菇、西红柿、木耳和海虾一起炖煮，可以大大增加蔬菜的摄入总量，而且这些食材都富含钾，对血糖和血压均有益处。

餐次	菜肴名称	配料	用量（g）	油用量（g）
早餐	豆乳 *	红芸豆	10	
		脱脂牛奶	150	
		黄豆	10	
		绿豆	10	
	菠菜炒腐竹	菠菜	100	3
		腐竹	15	
	彩椒拌鸡丝	鸡胸脯肉	30	2
		彩椒	30	
	牛油果西多士 *	全麦面包	50	2
		鳄梨	20	
		鸡蛋	50	
上午加餐	水果	杏	100	
午餐	红豆米饭	大米	35	
		红小豆	35	
	肉丝炒苋菜	苋菜	80	4
		猪里脊肉	40	
	蒜茸西生菜	西生菜	80	4
	土豆炖油豆角	土豆	50	4
		油豆角	50	
下午加餐	牛奶	脱脂牛奶	150	
	蒸芋头 *	芋头	40	
晚餐	鲜虾意大利面	意大利面	70	3
		洋葱	20	
		西红柿	50	
		意大利面酱	10	
		虾仁	50	

表 3-23　糖尿病合并高血压患者 1800 千卡一周食谱示范（周日）

餐次	菜肴名称	配料	用量（g）	油用量（g）
	秋葵炒鸡蛋	鸡蛋	30	3
		秋葵	50	
	鸡毛菜蚬子汤	鸡毛菜	100	2
		河蚬	15	
		鲜蘑菇	30	
	蒜茸海带丝	海带	80	2
晚上加餐	牛奶	脱脂牛奶	100	
	坚果	开心果	10	

注 *：①豆乳是用红芸豆、绿豆和黄豆加上牛奶一起打汁而成，不要放糖。可以用破壁机、豆浆机制作，豆子通常要提前浸泡。与外购的豆乳相比，家庭自制豆乳既可以保留豆皮（保留更多营养），又可以避免添加糖。

②西多士是茶餐厅最常见的小吃之一，简称"西多"。据说该甜品是由法国传入的，故西多士亦叫法国吐司。牛油果西多士选择用全麦面包片、鸡蛋和牛油果制作。牛油果钾含量很高，为 599 毫克 /100 克。这道菜肴的做法见第五章推荐的菜肴 29。

③芋头含淀粉较多，钾含量也很高，为 317 毫克 /100 克。可以和牛奶等蛋白质食物搭配，作为糖尿病合并高血压患者的加餐。

表 3-24　糖尿病合并高血压患者 1800 千卡—周食谱综合评价

指标	实际摄入量	推荐摄入量	实际摄入量达到推荐摄入量百分比
能量及核心营养素摄入量			
能量（kcal）	1812	1800	101%
碳水化合物供能比（%）	50%		
碳水化合物（g）	225.9		
蛋白质供能比（%）	21%	15% ~ 20%	
蛋白质（g）	96	1.2g/kg ~ 1.5g/kg	
脂肪供能比（%）	29%	≤ 35%	
脂肪（g）	58.9		
维生素矿物质营养素摄入量			
维生素 A（μg）	1335	800	166.9%
维生素 C（mg）	149.6	100	149.6%

指标	实际摄入量	推荐摄入量	实际摄入量达到推荐摄入量百分比
维生素 D（ug）	8.3	10	83.0%
叶酸（ug）	619.8	400	155.0%
维生素 B$_1$（mg）	1.14	1.2	95.0%
维生素 B$_2$（mg）	1.81	1.2	150.8%
钾（mg）	3937	3600*	108%
钙（mg）	1087	800	135.9%
铁（mg）	28.9	12	240.8%
锌（mg）	12.53	12.5	100.2%
硒（ug）	63.5	60	105.8%
镁（mg）	524	330	158.8%
三餐供能比（%）			
早餐及上午加餐	33%	30%～35%	
午餐及下午加餐	34%	30%～35%	
晚餐及晚上加餐	33%	30%～35%	

评价结论

❶ 能量和碳水化合物、蛋白质、脂肪的摄入量符合1800千卡能量级糖尿病合并高血压患者需要。

❷ 低盐饮食，钾含量充足，有助于降低血压。

❸ 维生素A、维生素C、维生素B$_1$、维生素B$_2$、叶酸、钾、钙、铁、镁、锌和硒等均达到推荐量的90%以上，维生素D略有不足，建议通过营养补充剂适量补充。

❹ 食谱中食材种类多样、齐全（日均摄入约20种食材），其数量兼顾营养素、血压和血糖控制，突出了全谷物／杂豆类、高钾蔬菜、鱼虾类和奶类的摄入量。

⑤ 食谱采用"3+3"模式，三餐和加餐能量分配合理，供能比合理。加餐多采用奶类（脱脂牛奶或不加糖酸奶）及 GI 较低的水果。

⑥ 烹调油推荐使用橄榄油、亚麻籽油、香油等多种植物油，全天约 29 克；建议使用低钠高钾盐，全天用量 3 克。

注*：中国营养学会《DRIs（2013）》钾的建议摄入量（PI）为 3600 毫克/日。世界卫生组织（WHO）《成人和儿童钾摄入量指南》指出，每天摄入钾 3510 毫克～4680 毫克时，降低血压的幅度最大。

糖尿病肾病患者（未透析）1800 千卡一周食谱示范

除一般糖尿病饮食原则外，糖尿病肾病患者要注意蛋白质摄入量。按照目前最新的推荐，比如《中国糖尿病肾脏病防治指南》（2021 年版）指出，糖尿病肾病患者不需要低蛋白饮食（蛋白质＜0.8 克/千克体重），未透析的糖尿病肾病患者应正常摄入蛋白质（0.8 克/千克体重～1.0 克/千克体重），透析患者可适当增加饮食蛋白质摄入（1.0 克/千克体重～1.2 克/千克体重）。而且，适量摄入大豆蛋白（大豆制品）对糖尿病肾病患者是有益无害的。除蛋白质外，糖尿病肾病患者还要严格低盐饮食（每日食盐摄入量≤3 克）。当糖尿病肾病患者出现高血钾、高血磷时，还要限制高钾和高磷食材的摄入。这种情况病情比较复杂，建议咨询营养师或医生。

这里我们以 1800 千卡能量级为例，示范糖尿病肾病患者（未透析）一周食谱，全天蛋白质摄入量为 65.3 克，适用于体重在 65 千克～80 千克的患者。值得注意的是，现实生活中大多数人的食谱，也包括本书前面设计的糖尿病食谱，蛋白质摄入量往往超过 1.0 克/千克体重。因此，糖尿病肾病患者要适当控制蛋白质摄入，避免摄入太多蛋白质，比如红豆、绿豆等杂豆类中蛋白质含量较高,不适合糖尿病肾病患者食用。另外,为保险起见,我们不建议糖尿病肾病患者的食谱中使用低钠高钾盐,除非患者能确认血钾是正常的。

表 3-25 糖尿病肾病患者(未透析)1800 千卡一周食谱示范(周一)

餐次	菜肴名称	配料	用量(g)	油用量(g)
早餐*	水晶鸡蛋蒸饺	小麦淀粉	30	4
		马铃薯淀粉	30	
		韭菜	40	
		鸡蛋	50	
	番茄金针菇油菜汤	金针菇	40	4
		西红柿	30	
		油菜	25	
		北豆腐	50	
	牛奶西米露	脱脂牛奶	150	
		西米	20	
上午加餐*	水果	橙子	150	
午餐*	家常炒米粉	油菜	60	4
		米粉	60	
		绿豆芽	20	
		胡萝卜	20	
	猪肉海带炖魔芋丝	猪里脊肉	50	3
		魔芋丝	30	
		海带	50	
		粉条	20	
	蒜茸菠菜	菠菜	100	3
下午加餐*	酸奶	不加糖酸奶	100	
晚餐*	紫薯山药饼	紫薯	60	3
		山药	60	
		鸡蛋	20	
		玉米淀粉	30	
	辣炒茄子圆白菜	圆白菜	120	5
		茄子	70	

餐次	菜肴名称	配料	用量（g）	油用量（g）
	虾仁炒豆腐	虾仁	50	4
		南豆腐	50	
		香菇	50	
晚上加餐*	牛奶藕粉羹	脱脂牛奶	150	
		藕粉	20	

注*：早、午、晚三餐和加餐的照片及点评见图 3-19 ～图 3-24。

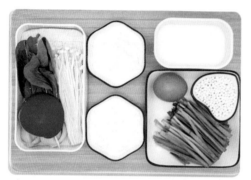

图 3-19　糖尿病肾病患者（未透析）1800 千卡食谱周一早餐原料

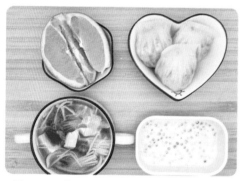

图 3-20　糖尿病肾病患者（未透析）1800 千卡食谱周一早餐和上午加餐

早餐和上午加餐食谱

点评：水晶鸡蛋蒸饺的饺子皮是使用小麦淀粉和马铃薯淀粉混合而成，蛋白质含量极少（1% 左右），用它代替普通面粉（蛋白质含量为 10%）以控制非优质蛋白的摄入。小麦淀粉又叫"澄面"，在很多超市或农贸市场可以买到。水晶鸡蛋蒸饺的做法见第五章推荐的菜肴 27。牛奶西米露中所用的西米其实不是米，而是一种特殊的淀粉（从棕榈树类的木髓部提取的淀粉），几乎是纯淀粉，蛋白质含量不到 0.5%。

午餐和下午加餐食谱点评：米粉的血糖生成指数（GI）为 54，属于中等 GI 的食物，其蛋白质含量很低，适合糖尿病肾病患者作为主食食

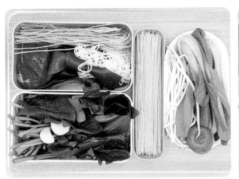

图 3-21 糖尿病肾病患者（未透析）1800
千卡食谱周一午餐原料

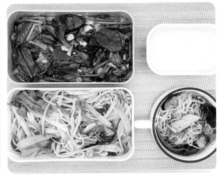

图 3-22 糖尿病肾病患者（未透析）1800
千卡食谱周一午餐和下午加餐

用。米粉可以与蔬菜或肉类炒，也可以做成汤米粉（类似面条）。

晚餐和晚上加餐食谱

点评： 紫薯山药饼的做法是把山药、紫薯去皮洗净，上锅蒸熟，然后把蒸好的紫薯、山药一起压成细腻的泥，加入适量鸡蛋、玉米淀粉，混合均匀，放到平底锅上煎至两面金黄即可。藕粉以淀粉为主要成分，几乎不含蛋白质，但血糖生成指数（GI）很低，仅为33，很适合糖尿病肾病患者作为主食或加餐食用。但买藕粉时要注意看配料表，很多藕粉额外添加白砂糖、红糖等，不适合糖尿病患者食用。

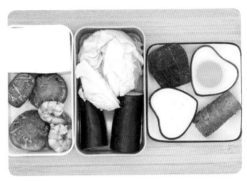

图 3-23 糖尿病肾病患者（未透析）1800
千卡食谱周一晚餐原料

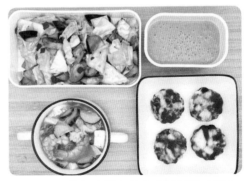

图 3-24 糖尿病肾病患者（未透析）1800
千卡食谱周一晚餐和晚上加餐

表3-26 糖尿病肾病患者（未透析）1800千卡一周食谱示范（周二）

餐次	菜肴名称	配料	用量（g）	油用量（g）
早餐	蒸芋头*	芋头	100	5
	蔬菜拌凉皮*	黄瓜	40	
		胡萝卜	50	
		小麦淀粉	60	
		甜椒	20	
	水煮鸡蛋	鸡蛋	50	
	牛奶	纯牛奶	100	
上午加餐	牛奶	纯牛奶	200	
午餐	菠菜软饼*	小麦淀粉	40	3
		马铃薯淀粉	40	
		菠菜	50	
	白菜炖豆腐	大白菜	100	3
		内酯豆腐	100	
	清炒莜麦菜	莜麦菜	100	3
	清蒸石斑鱼	石斑鱼	60	3
下午加餐	水果	梨	150	
晚餐	山药燕麦饭*	燕麦	25	
		大米	25	
		铁棍山药	50	
	鸭血粉丝汤	鸭血	50	5
		魔芋丝	30	
		油菜	80	
		鸭肉	20	
	芝麻酱拌菠菜	菠菜	120	5
		芝麻酱	10	
晚上加餐	酸奶	不加糖酸奶	150	

注*：①芋头的血糖生成指数（GI）较低，为48，蛋白质含量也很低（1%），作为主食替代米、面食用，可减少主食中蛋白质的摄入。山药、红薯、紫薯等薯类也有类似的特点，可以替代米、面。

②凉皮是一种很常见的小吃，凉皮原料可以自制，也可以买现成的。其主要成分是淀粉，仅含很少的蛋白质。

③菠菜软饼的做法是把小麦淀粉、马铃薯淀粉和蔬菜碎或蔬菜汁混合，加入少许盐、胡椒粉调味，用平底锅轻轻煎至两面金黄即可。菠菜还可以用小白菜、莜麦菜、圆白菜等替换，做成各种蔬菜软饼。菠菜软饼的做法见第五章推荐的菜肴26。

④燕麦米饭是糖尿病患者最推荐的主食之一，但其蛋白质含量较高。用蛋白质含量较少的山药（蛋白质含量为2%）代替一部分燕麦和大米，有助于控制主食中蛋白质的摄入。

表 3-27　糖尿病肾病患者（未透析）1800 千卡一周食谱示范（周三）

餐次	菜肴名称	配料	用量（g）	油用量（g）
早餐	二米饭	小米	20	
		大米	20	
	菠菜蚬子拌粉丝 *	菠菜	100	4
		粉丝	30	
		河蚬	20	
	芹菜炒土豆丝	马铃薯	50	3
		辣椒	20	
		芹菜茎	40	
	牛奶	纯牛奶	100	
上午加餐	水果	柚子	100	
	牛奶	脱脂牛奶	150	
午餐	红薯米饭 *	大米	50	
		红薯	30	
	熘豆腐	南豆腐	100	5
	西红柿炒龙利鱼 *	西红柿	80	5
		龙利鱼	50	
	清炒莜麦菜	莜麦菜	130	3
下午加餐	芡粉酸奶羹 *	不加糖酸奶	100	
		芡粉（团粉）	30	
晚餐	蔬菜软饼	小麦淀粉	40	3
		马铃薯淀粉	40	
		小白菜	60	
	秋葵炒蛋 *	鸡蛋	50	3
		秋葵	100	
	蒜茸空心菜	空心菜	100	2
	香煎鸡胸肉 *	鸡胸脯肉	50	2
晚上加餐	牛奶	纯牛奶	150	

注 *：①菠菜蚬子拌粉丝是一道凉拌菜，制作时要先将菠菜焯水攥干水分，切成

段，再将煮好的蚬子、提前泡好的粉丝和菠菜一同凉拌。

②红薯米饭是将红薯切小块，与大米一起做成饭。因为红薯的蛋白质含量远低于大米，所以红薯米饭可以减少主食蛋白质的摄入。

③西红柿炒龙利鱼、秋葵炒蛋和香煎鸡胸肉都提供了一定量的优质蛋白，满足糖尿病肾病患者对蛋白质的需要。因为已经控制了主食中的蛋白质摄入量，所以要保证这些优质蛋白的摄入。

④芡粉酸奶羹是在酸奶中加入芡粉，通过增加酸奶的稠度来增强饱腹感，且不会引起餐后血糖飙升。应尽量选择不加糖酸奶。

表 3-28　糖尿病肾病患者（未透析）1800 千卡一周食谱示范（周四）

餐次	菜肴名称	配料	用量（g）	油用量（g）
早餐	玉米蛋饼*	玉米面	20	5
		小麦淀粉	25	
		马铃薯淀粉	25	
		鸡蛋	50	
	素炒双花	西蓝花	50	4
		菜花	50	
	牛奶	纯牛奶	100	
上午加餐	酸奶	不加糖酸奶	100	
	水果	橙子	100	
午餐	糙米饭	糙米	20	
		大米	20	
		鲜玉米粒	40	
	海带白菜炖牛肉*	海带	50	6
		大白菜	70	
		牛肉	30	
		马铃薯	50	
	韭菜炒虾仁*	韭菜	60	5
		虾仁	50	
下午加餐	牛奶	脱脂牛奶	150	
晚餐	玉米面面条	玉米面面条	30	
		油菜	40	
	全麦蔬菜饼	全麦面粉	20	3
		小麦淀粉	40	

餐次	菜肴名称	配料	用量（g）	油用量（g）
		黄瓜	60	
		鸡蛋	20	
	青椒炒肉*	猪里脊肉	50	4
		甜椒	70	
		胡萝卜	10	
	清炒莜麦菜	莜麦菜	80	3
晚上加餐	牛奶	脱脂牛奶	100	
	豌豆水晶冰糕*	豌豆淀粉	40	

注*：①玉米蛋饼是将小麦淀粉、马铃薯淀粉、鸡蛋和玉米面混合均匀后烙成的小饼。这种掺入小麦淀粉和马铃薯淀粉的主食蛋白质含量较少。

②海带白菜炖牛肉、韭菜炒虾仁和青椒炒肉都可以提供一定量的优质蛋白，以满足糖尿病肾病患者对蛋白质的需要，保证其营养供给。

③豌豆水晶冰糕主要用豌豆淀粉制作而成，还可以在豌豆粉中加入葛粉、藕粉等一起制作。糖尿病肾病患者要充分利用小麦淀粉、马铃薯淀粉、藕粉、豌豆淀粉等"粉"类，它们的血糖生成指数（GI）较低，蛋白质含量也低，很适合糖尿病肾病患者食用。

表3-29 糖尿病肾病患者（未透析）1800千卡一周食谱示范（周五）

餐次	菜肴名称	配料	用量（g）	油用量（g）
早餐	全麦面包	全麦面粉	60	
	蒸山药	铁棍山药	60	
	秋葵炒鸡蛋*	秋葵	100	7
		鸡蛋	30	
	牛奶	纯牛奶	200	
上午加餐	酸奶	不加糖酸奶	150	
	马蹄糕*	荸荠	20	
		马蹄粉	20	
午餐	鲜肉烧卖*	小麦淀粉	40	3
		马铃薯淀粉	40	
		水发木耳	20	
		荸荠	20	
		猪里脊肉	40	

餐次	菜肴名称	配料	用量（g）	油用量（g）
	时蔬豆皮菌菇浓汤	小白菜	60	4
		西红柿	40	
		金针菇	40	
		豆腐丝	20	
		香菇	40	
	酸汤鱼片*	石斑鱼	30	4
		金针菇	30	
		绿豆芽	30	
下午加餐	水果	李子	150	
晚餐	黑米饭	黑米	30	
		大米	30	
	香煎三文鱼*	三文鱼	50	4
	西芹炒土豆条	西芹	80	4
		马铃薯	70	
	蒜茸炒茼蒿	茼蒿	120	4
晚上加餐	坚果	腰果	10	

注*：①马蹄糕是广东、福建等地的一种传统小吃，其色茶黄，呈半透明状，入口即化。传统的马蹄糕都会加入糖水，糖尿病患者在制作马蹄糕时不要额外加糖。马蹄糕的主要原料马蹄粉和荸荠血糖生成指数（GI）较低，且几乎不含蛋白质，适合糖尿病肾病患者作为正餐或加餐食用。

②秋葵炒鸡蛋、酸汤鱼片和香煎三文鱼是该食谱优质蛋白的主要来源，糖尿病肾病患者必须摄入适量的优质蛋白。

③鲜肉烧卖也是一种特色小吃。烧卖的面皮主要原料是小麦淀粉和马铃薯淀粉等，馅料可以是羊肉、猪肉、鲜虾或鸡蛋等。

表 3-30　糖尿病肾病患者（未透析）1800 千卡一周食谱示范（周六）

餐次	菜肴名称	配料	用量（g）	油用量（g）
早餐	西葫芦蛋饼 *	全麦面粉	20	4
		小麦淀粉	30	
		马铃薯淀粉	30	
		西葫芦	40	
		纯牛奶	50	
		鸡蛋	50	
	小白菜粉丝汤	小白菜	60	3
		粉丝	5	
上午加餐	牛奶银耳羹	纯牛奶	150	
		银耳（干）	2	
午餐	玉米粒焖饭	大米	25	3
		鲜玉米粒	20	
		豌豆粒	20	
	小鸡炖蘑菇 *	鸡肉	50	2
		鲜蘑	80	
		马铃薯	40	
		粉条	20	
	白灼菜心	菜心	80	2
	手撕杏鲍菇	杏鲍菇	80	3
下午加餐	水果	樱桃	150	
晚餐	玉米糙饭	玉米糙	25	
		大米	25	
	蒸山药	铁棍山药	70	
	鲫鱼炖豆腐 *	鲫鱼	50	4
		豆腐	50	
	西红柿炒菜花	西红柿	60	3
		菜花	60	
	上汤苋菜	苋菜	100	3
晚上加餐	牛奶藕粉羹	脱脂牛奶	100	
		藕粉	30	

注 *：①与通常的做法不同，这里的西葫芦鸡蛋饼加入了一部分小麦淀粉和马铃薯淀粉，将所有食材混合均匀后倒在平底锅上，煎至两面金黄即可。需要注意的是，不宜将饼做得太厚，否则容易粘连。小麦淀粉和马铃薯淀粉含蛋白质极少，可以减少主食蛋白质的摄入量。

②小鸡炖蘑菇和鲫鱼炖豆腐都是很家常的菜肴。鸡肉和鲫鱼都是优质蛋白的良好来源，物美价廉，营养价值较高，比猪肉、牛肉、羊肉等红肉更适合糖尿病患者。但鸡肉和鲫鱼建议采用炖、煮、焖的烹饪方式，不建议红烧或油炸。

表 3-31 糖尿病肾病患者（未透析）1800 千卡一周食谱示范（周日）

餐次	菜肴名称	配料	用量（g）	油用量（g）
早餐	燕麦鸡蛋牛奶饼	燕麦片	30	4
		藕粉	40	
		牛奶	50	
		鸡蛋	50	
	彩椒炒杏鲍菇	彩椒	30	2
		杏鲍菇	80	
	胡萝卜炒丝瓜	丝瓜	100	2
		胡萝卜	20	
上午加餐	水果	苹果	100	
	牛奶	脱脂牛奶	100	
午餐	二米饭	小米	20	
		大米	20	
	香煎三文鱼	三文鱼	50	5
		芦笋	50	
	蒜茸炒茼蒿	茼蒿	150	5
	银耳雪梨蒸藕粉糕*	藕粉	40	
		银耳（干）	10	
		雪梨	50	
下午加餐	酸奶	不加糖酸奶	100	
晚餐	二米饭	小米	20	
		大米	20	
	凉皮拌黄瓜*	小麦淀粉	40	3
		黄瓜	100	
	手撕鸡腿肉*	鸡腿	50	
	清蒸茄子*	茄子	100	2
	菠菜豆腐拌魔芋*	菠菜	80	5
		魔芋丝	50	
		豆腐	50	
晚上加餐	牛奶	脱脂牛奶	150	

注*：①制作银耳雪梨蒸藕粉糕时不要加入白砂糖、糖浆、糖桂花等，否则不适合糖尿病患者食用。

②凉皮拌黄瓜用少许芝麻酱调味，不用放盐。凉皮要代替部分主食，以减少主食蛋白质的摄入量。凉皮和蔬菜的搭配很值得推荐。很多人习惯在凉皮中加入面筋，面

筋的主要成分是面粉中的蛋白质，不属于优质蛋白，不适合糖尿病肾病患者食用。

③手撕鸡腿肉是将鸡腿去皮后用清水煮熟，撕成细丝，既可以直接食用，又可以和其他菜肴一起拌食。与酱鸡腿、卤鸡腿相比，这种清水煮熟后手撕的吃法减少了食盐的摄入。晚餐中清蒸茄子、菠菜豆腐拌魔芋，分别采用清蒸、凉拌的烹调方法，也有助于减少食盐的摄入。

表 3-32　糖尿病肾病患者（未透析）1800 千卡一周食谱综合评价

指标	实际摄入量	推荐摄入量	实际摄入量达到推荐摄入量百分比
能量及核心营养素摄入量			
能量（kcal）	1791	1800	99.5%
碳水化合物供能比（%）	57		
碳水化合物（g）	258.5		
蛋白质供能比（%）	15	15%	
蛋白质（g）	65.3	1.0g/kg	
脂肪供能比（%）	28	≤ 35%	
脂肪（g）	55		
维生素矿物质营养素摄入量			
维生素 A（μg）	727	800	90.9%
维生素 C（mg）	164.2	100	164.2%
维生素 D（ug）	9.7	10	97.0%
叶酸（ug）	573.85	400	143.5%
维生素 B_1（mg）	0.83	1.2	69.2%
维生素 B_2（mg）	1.39	1.2	115.8%
钙（mg）	1057	800	132.1%
铁（mg）	23.7	12	197.5%
锌（mg）	7.8	12.5	62.4%
硒（ug）	43.79	60	73.0%
镁（mg）	369	330	111.8%
三餐供能比（%）			
早餐及上午加餐	33%	30% ~ 35%	
午餐及下午加餐	34%	30% ~ 35%	
晚餐及晚上加餐	33%	30% ~ 35%	

评价结论

❶ 能量和碳水化合物、蛋白质、脂肪摄入量符合 1800 千卡能量级糖尿病肾病（未透析）患者需要。全天蛋白质摄入量为 65.3 克，适合 65 千克～ 80 千克体重的糖尿病肾病患者。

❷ 维生素 A、维生素 D、维生素 C、维生素 B_2、叶酸、钙、铁、镁等均达到推荐量的 90% 以上，能够充分满足糖尿病肾病（未透析）患者的营养需要。

❸ 维生素 B_1、锌和硒略有不足，建议通过营养补充剂适量补充。

❹ 食谱中食材种类多样、齐全（日均摄入约 20 种食材），其数量兼顾营养素、肾功能和血糖控制，突出了全谷物、薯类、（低蛋白）淀粉制品、蔬菜、奶类、鱼虾和肉类的摄入量。

❺ 食谱采用"3+3"模式，三餐和加餐能量分配合理，供能比合理。加餐多采用奶类（脱脂牛奶或不加糖酸奶）及 GI 较低的水果。

❻ 烹调油推荐使用橄榄油、亚麻籽油、香油等多种植物油，全天约 29 克；建议全天用盐量不超过 3 克。

Part 4

妊娠糖尿病
食谱示范

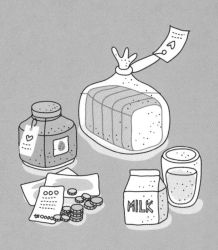

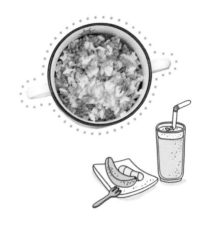

孕早期控糖 1800 千卡一周食谱示范

妊娠糖尿病患者既要控制血糖，避免高血糖对胎儿的不利影响，又要摄入充足的营养，以保证胎儿生长发育的需要。不过，孕早期（0～12周）孕妇所需营养素增加不明显，保持正常的均衡饮食，兼顾血糖管理即可。孕前体质指数（BMI）正常、不胖不瘦的孕妇，孕早期体重不应有明显增加，或只增加0.5千克～1千克即可。

根据国家卫健委《妊娠期糖尿病患者膳食指导》（WS/T601—2018）的建议，蛋白质提供的能量占总能量的15%～20%，碳水化合物提供的能量占总能量的45%～55%，每日碳水化合物不低于130克，脂肪提供的能量占总能量的25%～30%。该膳食指导标准还建议，妊娠糖尿病患者每日要安排3次正餐及2～3次加餐，早、中、晚三次正餐的能量分别占总能量的10%～15%、30%、30%，每次加餐的能量占总能量的5%～10%。

这里我们给出妊娠糖尿病患者孕早期控糖 1800 千卡一周食谱，适用于孕前体质指数（BMI）正常、不胖不瘦的孕妇。

表 4-1 孕早期控糖 1800 千卡一周食谱示范（周一）

餐次	菜肴名称	配料	用量（g）	油用量（g）
早餐*	芸豆蚬子面	河蚬子	30	3
		荞麦面	40	
		芸豆	50	
	白灼菜心	菜心	100	2
	牛奶	脱脂牛奶	200	
	炒鸡蛋	鸡蛋	50	2
上午加餐*	水果	哈密瓜	150	
午餐*	燕麦米饭	燕麦	45	
		大米	45	
	慢煎三文鱼	三文鱼	70	5
	豆豉炒莜麦菜	莜麦菜	120	4
		淡豆豉	5	
	清炒芦笋	芦笋	80	3
下午加餐*	坚果	核桃	15	
晚餐*	全麦豆沙包	红小豆	45	
		全麦面粉	45	
	蒜泥蒸茄子	茄子	70	
	杏鲍菇炒牛肉	杏鲍菇	40	4
		彩椒	20	
		牛里脊	25	
	菠菜猪肝豆腐汤	菠菜	80	4
		豆腐	70	
		猪肝	30	
晚上加餐*	孕妇奶粉	孕产妇配方奶粉	30	

注 *：早、午、晚三餐和加餐的照片及点评见图 4-1 ～图 4-6。

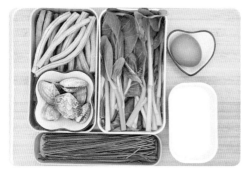

图4-1 孕早期控糖1800千卡食谱周一
早餐原料

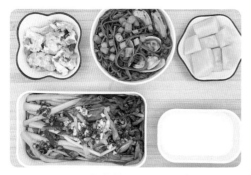

图4-2 孕早期控糖1800千卡食谱周一
早餐和上午加餐

早餐和上午加餐食谱

点评：芸豆蚬子面是北方家庭饮食常见的面食，这里用荞麦面代替普通面条，其他原料和调味品照常。芸豆切丝，和煮好的蚬子一起做成汤卤，浇在煮好的面条上，味道鲜香。这种血糖生成指数（GI）较低的面条（荞麦面条GI为59）与蔬菜和蛋白质食物的组合，是妊娠糖尿病患者理想的控糖主食。孕期奶类摄入量较多（超过300克），为了避免体重增长过多，建议选择脱脂牛奶。

午餐和下午加餐食谱点评：三文鱼可以说是孕期不可或缺的优质食材，它富含优质蛋白、ω-3型多不饱和脂肪酸（DHA和EPA含量分别

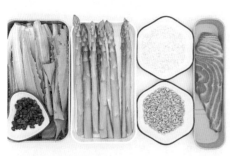

图4-3 孕早期控糖1800千卡食谱周一
午餐原料

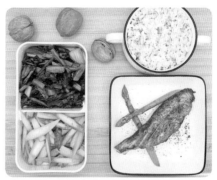

图4-4 孕早期控糖1800千卡食谱周一
午餐和下午加餐

为 510 毫克 /100 克和 330 毫克 /100 克）和维生素 D₃。三文鱼比较简单的做法是切片后小火慢煎，温度不宜过高，煎至两面变色即可。注意孕期不要生食三文鱼。豆豉炒莜麦菜要高温快炒，才能有脆的口感，做这道菜肴时不需要额外加盐，因为豆豉本身就是咸味的。推荐选用淡豆豉，并控制用量，避免摄入太多盐。

晚餐和晚上加餐食谱点评： 全麦豆沙包是用全麦面粉做皮，用红小豆做馅。红小豆用清水浸泡 8 小时，下锅煮烂后搅拌成红豆馅，不要加糖。全麦豆沙包一次可以多做一些，蒸熟后冷冻保存，每餐微波或者蒸锅加热即可食用，非常方便。菠菜猪肝豆腐汤的营养很全面，其中猪肝是典型的补铁食物，每 100 克新鲜猪肝中含铁 23.2 毫克。《中国居民膳食指南》建议，孕期女性每周食用 2 ～ 3 次猪肝、动物血液。新鲜猪肝切片后在开水中汆烫一下，菠菜切段、豆腐切块分别焯水备用，然后重新起锅，放姜末、葱末爆锅，加猪肝、菠菜、豆腐翻炒片刻，加入清水煮开，出锅时放一点儿盐、几滴香油即可。这里推荐晚上加餐选用孕妇奶粉，因为孕妇奶粉强化了叶酸、B 族维生素、锌、铁、碘等营养素，对保证孕期营养摄入有很大帮助，但要注意很多孕妇奶粉会额外加糖，购买时要注意查看产品配料表，选择没有额外添加糖或者糖浆的品种。

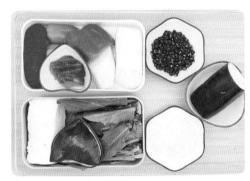

图 4-5　孕早期控糖 1800 千卡食谱周一晚餐原料

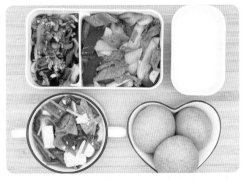

图 4-6　孕早期控糖 1800 千卡食谱周一晚餐和晚上加餐

表 4-2 孕早期控糖 1800 千卡一周食谱示范（周二）

餐次	菜肴名称	配料	用量（g）	油用量（g）
早餐	全麦花卷*	小麦粉	20	
		小麦胚芽粉	10	
		全麦面粉	20	
	蒜香西蓝花	西蓝花	100	3
		胡萝卜	20	
	蒸蛋羹	鸡蛋	50	2
	牛奶	脱脂牛奶	100	
上午加餐	水果*	猕猴桃	100	
	牛奶	脱脂牛奶	100	
午餐	绿豆米饭	绿豆	40	
		大米	60	
	香菇冬笋炖鸡汤*	鸡块	50	6
		香菇	40	
		冬笋	40	
	蚝油西生菜	西生菜	120	5
下午加餐	酸奶	不加糖酸奶	200	
晚餐	三色藜麦饭	玉米糁	20	
		小米	45	
		藜麦	20	
	娃娃菜魔芋丝蒸大虾	娃娃菜	70	5
		魔芋丝	50	
		海虾	50	
	韭菜炒豆干	韭菜	80	5
		豆腐干	50	
晚上加餐	坚果	腰果	10	
	水果*	柚子	100	

注*：①全麦花卷由小麦粉、小麦胚芽粉、全麦面粉混合制成。小麦胚芽粉富含蛋白质和钾、铁、锌、B族维生素等微量营养素，还可以改善花卷的口感，是非常值得推荐的食材。小麦胚芽粉可以直接混入面粉中一起发酵蒸熟。

②猕猴桃和柚子都是血糖生成指数（GI）较低的水果，可以作为妊娠糖尿病患者的加餐。脱脂牛奶、不加糖酸奶、坚果等富含优质蛋白和钙，碳水化合物含量少，且GI很低，可以与水果搭配作为加餐食用。

③香菇冬笋炖鸡汤制作时无须太多的调味料，鸡肉、冬笋和香菇都自带鲜香滋味，且营养价值较高，建议孕期女性每周适量食用。

表 4-3 孕早期控糖 1800 千卡一周食谱示范（周三）

餐次	菜肴名称	配料	用量（g）	油用量（g）
早餐	全麦三明治*	全麦面包	80	3
		鸡胸脯肉	30	
		黄瓜	20	
		西红柿	20	
		生菜	10	
	海带拌豆腐丝*	海带	50	2
		豆腐丝	20	
	牛奶	脱脂牛奶	100	
上午加餐	水果	梨	150	
午餐	黑椒牛肉酱意大利面*	意大利面	90	5
		洋葱	30	
		彩椒	20	
		牛肉	20	
	虾仁炒西蓝花*	西蓝花	80	4
		虾仁	30	
	白灼菜心	菜心	70	3
下午加餐	牛奶	纯牛奶	200	
晚餐	燕麦米饭	燕麦	35	
		大米	35	
	香煎三文鱼	三文鱼	40	4
	韭黄炒鸡蛋	鸡蛋	60	2
		韭黄	100	
		水发木耳	20	
	茼蒿炒蘑菇	茼蒿	70	2
		鲜蘑菇	50	
晚上加餐	坚果	巴旦木仁	15	
	酸奶	不加糖酸奶	100	

注*：①全麦三明治用全麦面包作为原料，搭配煎鸡胸肉和西红柿、黄瓜、生菜等蔬菜，制作简单方便，营养齐全。鸡胸肉提前用酱油腌制一下，再用平底锅煎熟，这样比较入味。

②海带拌豆腐丝中所用的海带是最常见的海藻类食物，富含碘，《中国居民膳食指南》建议，孕妇每周食用 2～3 次海藻类食物。豆腐丝最好用热水烫一下，这样会变软，还可以杀菌。注意做这道凉拌菜肴时不要加糖。

③黑椒牛肉酱意大利面的具体做法见第五章推荐的菜肴 13（注意原料重量有所不同）。这是一种很适合控制血糖的主食吃法。意大利面饱腹感很强，且血糖生成指数（GI）很低，仅为 49。

④虾仁炒西蓝花的烹制方法很简单，爆锅后将焯好的西蓝花和虾仁同炒，出锅前加入少量盐调味即可，还可以根据个人喜好加入番茄酱调味。

表 4-4 · 孕早期控糖 1800 千卡一周食谱示范（周四）

餐次	菜肴名称	配料	用量（g）	油用量（g）
早餐	红豆玉米发糕*	红小豆	10	
		玉米面	20	
		小麦粉	20	
	麻酱拌莜麦菜*	莜麦菜	100	
		芝麻酱	10	
	牛奶	纯牛奶	100	
	水煮蛋	鸡蛋	40	
上午加餐	水果	苹果	150	
午餐	黄金二米饭	玉米糁	40	
		大米	50	
	木耳鲜菇炒肉片	水发木耳	30	4
		鲜蘑菇	70	
		猪里脊	50	
	白灼秋葵*	秋葵	100	4
	菠菜魔芋丝蛋花汤	菠菜	40	3
		魔芋丝	30	
		鸡蛋	10	
下午加餐	酸奶	不加糖酸奶	200	
晚餐	燕麦米饭	燕麦	40	
		大米	45	
	圆白菜炒海螺片	圆白菜	70	4
		香海螺	50	
		胡萝卜	20	
		水发木耳	20	
	彩椒炒乌塌菜	乌塌菜	80	3
		彩椒	45	
	煎豆腐*	北豆腐	50	3

餐次	菜肴名称	配料	用量（g）	油用量（g）
晚上加餐	牛奶	纯牛奶	100	
	坚果	腰果	10	

注＊：①红豆玉米发糕的具体做法见第五章推荐的菜肴9。做法是玉米面和全麦面粉混合后加酵母和水，调成较为黏稠的面糊，再加入煮好的红豆，混合均匀后放入模具中，用蒸锅蒸熟后切块即可。

②麻酱拌莜麦菜可以直接凉拌，也可以先把莜麦菜焯一下再拌。芝麻酱可加入水、蒜茸和食盐调成稀糊状。

③白灼秋葵的具体烹制方法见第五章推荐的菜肴97。

④煎豆腐所用豆腐要买质地偏硬的北豆腐，有助于保持菜肴形状，且含钙更多。这道菜的具体做法见第五章推荐的菜肴75。

表 4-5 孕早期控糖 1800 千卡一周食谱示范（周五）

餐次	菜肴名称	配料	用量（g）	油用量（g）
早餐	全麦馒头	小麦粉	20	
		全麦面粉	15	
	燕麦稠粥	燕麦片	15	
	茼蒿拌鸡丝＊	茼蒿	100	5
		鸡胸脯肉	40	
	牛奶	纯牛奶	150	
上午加餐	水果	柚子	200	
午餐	五彩炒饭＊	糙米	50	5
		大米	50	
		黄瓜	20	
		胡萝卜	20	
		香菇	20	
		鲜玉米	20	
		鸡蛋	50	
	小白菜扇贝炒魔芋丝＊	小白菜	60	3
		魔芋丝	50	
		扇贝	20	
	上汤红苋菜	苋菜	80	2
下午加餐	牛奶	纯牛奶	200	

餐次	菜肴名称	配料	用量（g）	油用量（g）
晚餐	红豆饭	红小豆	30	
		大米	35	
		糙米	10	
	西芹炒虾仁	西芹	70	3
		虾仁	40	
	韭菜炒千张	韭菜	80	4
		豆腐丝	30	
	冬瓜木耳汤	冬瓜	30	3
		水发木耳	10	
晚上加餐	花生牛奶露*	花生	10	
		纯牛奶	100	

注*：①茼蒿拌鸡丝可选择低脂肪、高蛋白的鸡胸肉。鸡胸肉冷水下锅，加入葱、姜、八角，小火慢煮20分钟，凉凉后撕成细丝备用。茼蒿茎叶分开，焯水处理，先烫茼蒿茎，再烫叶。焯茼蒿时水里加点盐和食用油，煮出来颜色更翠绿。最后把鸡丝和焯好的茼蒿用油醋汁凉拌即可。油醋汁可以买现成的，也可以用亚麻籽油、酱油和少量醋自制。

②五彩炒饭的原料种类较多，但做法很简单。先将大米、糙米做成糙米饭；将黄瓜、胡萝卜、香菇切丁后与新鲜玉米粒一起焯水过凉，备用；把糙米饭、蔬菜丁和鸡蛋做成炒饭。具体做法见第五章推荐的菜肴4。

③小白菜扇贝炒魔芋丝是把小白菜、扇贝和魔芋丝混合炒制，也可以做成汤。

④花生牛奶露是把花生和牛奶一起打浆，这款加餐有利于增加钙和蛋白质的摄入。

表 4-6　孕早期控糖 1800 千卡一周食谱示范（周六）

餐次	菜肴名称	配料	用量（g）	油用量（g）
早餐	紫薯花卷	紫薯	40	
		全麦面粉	40	
	菠菜木耳炒鸡蛋*	菠菜	100	5
		水发木耳	20	
		鸡蛋	50	
	牛奶	脱脂牛奶	100	
上午加餐	水果拼盘*	桃	100	
		蓝莓	100	

餐次	菜肴名称	配料	用量（g）	油用量（g）
午餐	糙米花豆饭*	糙米	40	5
		大米	40	
		花芸豆	20	
	鸭血瘦肉豆腐煲*	鸭血	40	
		猪里脊肉	20	
		北豆腐	60	
		油菜	60	
	炒西蓝花	西蓝花	100	5
下午加餐	酸奶	不加糖酸奶	200	
晚餐	燕麦米饭	燕麦	45	
		大米	45	
	鲜菇蒸鳕鱼*	鳕鱼	50	4
		香菇	70	
	蒜茸空心菜	空心菜	100	3
	清炒莴笋	莴笋	100	3
		小红尖辣椒	5	
晚上加餐	坚果	核桃仁	15	
	牛奶	脱脂牛奶	100	

注*：①菠菜木耳炒鸡蛋中的菠菜还可以换成鸡毛菜、小油菜、莴笋叶等绿叶蔬菜。孕期应保证每天摄入 200 克左右绿叶菜。菠菜要焯水后再与木耳、鸡蛋一起炒。

②水果拼盘所用桃子和蓝莓都是血糖生成指数（GI）比较低的水果，适合作为加餐，但不可过量食用，建议总量不超过 200 克。

③糙米花豆饭中的花芸豆和糙米要提前用清水浸泡 8 小时，再与大米混合做饭。

④鸭血瘦肉豆腐煲是补铁、补血的菜肴，具体做法见第五章推荐的菜肴 73。

⑤鲜菇蒸鳕鱼的具体做法见第五章推荐的菜肴 41。鳕鱼富含优质蛋白质、ω-3 型多不饱和脂肪酸，且容易消化吸收，是特别适合孕期女性食用的食材。

表 4-7　孕早期控糖 1800 千卡一周食谱示范（周日）

餐次	菜肴名称	配料	用量（g）	油用量（g）
早餐	牛奶鸡蛋燕麦饼	燕麦片	50	3
		鸡蛋	50	
		脱脂牛奶	100	

餐次	菜肴名称	配料	用量（g）	油用量（g）
	秋葵炒木耳*	秋葵	100	2
		水发木耳	20	
上午加餐	水果	樱桃	150	
	牛奶	脱脂牛奶	100	
午餐	全麦豆沙包	红小豆	40	
		全麦面粉	60	
	卤鸡腿*	鸡腿	60	4
	西红柿炒菜花	西红柿	50	3
		菜花	50	
	蒜茸炒茼蒿	茼蒿	120	3
下午加餐	酸奶	不加糖酸奶	200	
晚餐	三色藜麦饭	藜麦	25	
		大米	40	
		玉米糁	15	
	娃娃菜虾仁煲	娃娃菜	80	5
		虾仁	70	
		腐竹	15	
	苋菜肉丝炒银芽*	苋菜	100	5
		绿豆芽	40	
		猪肉	30	
晚上加餐	坚果	核桃仁	10	

注*：①制作秋葵炒木耳时要先分别焯水，再重新起锅炒熟，也可以凉拌。秋葵和木耳都含有丰富的膳食纤维、多糖等营养物质，是很好的控糖食材。

②卤鸡腿在制作时要将鸡皮去除，鸡腿上要用刀划几道开口，便于腌制时入味。另外，用老抽、生抽腌制鸡腿，不要额外加盐、糖。具体做法见第五章推荐的菜肴49。

③苋菜肉丝炒银芽中所用的苋菜是钙含量很高的蔬菜，红苋菜和绿苋菜的钙含量分别为178毫克/100克和187毫克/100克。同时，苋菜的膳食纤维、胡萝卜素、钾等营养素含量在蔬菜中也是首屈一指。但苋菜中含有较多草酸，会干扰矿物质消化吸收，应先焯水去除草酸后再烹调食用。

表 4-8　孕早期控糖 1800 千卡一周食谱综合评价

指标	实际摄入量	推荐摄入量	实际摄入量达到 推荐摄入量百分比
能量及核心营养素摄入量			
能量（kcal）	1794	1800	99.7%
碳水化合物供能比（%）	51%	45% ~ 55%	
碳水化合物（g）	231	> 130 克	
蛋白质供能比（%）	19%	15% ~ 20%	
蛋白质（g）	85.7	1 克 / 千克体重	
脂肪供能比（%）	30%	25% ~ 30%	
脂肪（g）	58.9		
维生素矿物质营养素摄入量			
维生素 A（μg）	909	700	129.9%
维生素 C（mg）	135.9	100	135.9%
维生素 D（ug）	10.1	10	101.0%
叶酸（ug）	608.8	600	101.4%
维生素 B_1（mg）	1.15	1.2	95.8%
维生素 B_2（mg）	1.57	1.2	130.8%
钙（mg）	1103	800	137.9%
铁（mg）	27.2	20	136.0%
锌（mg）	11.89	9.5	125.2%
硒（ug）	57.62	65	88.6%
镁（mg）	489	370	132.2%
三餐供能比（%）			
早餐及上午加餐	25%	20% ~ 25%	
午餐及下午加餐	38%	35% ~ 40%	
晚餐及晚上加餐	37%	35% ~ 40%	

评价结论

❶ 能量和碳水化合物、蛋白质、脂肪的摄入量符合孕早期妊娠糖尿病患者（孕前 BMI 正常者）的需要。

❷ 维生素A、维生素D、维生素C、维生素B₁、维生素B₂、叶酸、钙、铁、镁、锌等均达到推荐量的90%以上，能够充分满足孕早期妊娠糖尿病患者的营养需要。

❸ 食谱中食材种类多样、齐全（日均摄入20种以上食材），其数量兼顾营养素、饱腹感和血糖控制，突出了全谷物／粗杂粮、绿叶蔬菜、新鲜水果和奶类摄入量，肉类、鱼虾、蛋类和大豆制品摄入量亦有保证。

❹ 食谱采用"3+3"模式，三餐和加餐能量分配合理，供能比合理。加餐多采用奶类（纯牛奶或不加糖酸奶）、坚果及GI较低的水果。

❺ 烹调油推荐使用亚麻籽油、核桃油、橄榄油等多种植物油，全天约25克；全天用盐量不超过5克。

孕中期控糖 2100 千卡一周食谱示范

进入孕中期（13～27周）后，胎儿需要的营养素明显增加，孕妇要增加饮食营养摄入，保持体重合理增长，但又要避免体重增长过快、过多，妊娠糖尿病患者更要控制能量摄入和体重增长速度，才能管理好血糖。妊娠糖尿病患者的能量摄入要结合孕前体质指数（BMI）和孕周来确定（见表1-3），食谱总能量一般可以参考表1-2。

这里我们给出妊娠糖尿病孕中期控糖2100千卡一周食谱，适用于孕前体质指数（BMI）正常、不胖不瘦的孕妇。配餐原则符合国家卫健委《妊娠期糖尿病患者膳食指导》（WS/T601—2018）的要求。

表 4-9 孕中期控糖 2100 千卡一周食谱示范（周一）

餐次	菜肴名称	配料	用量（g）	油用量（g）
早餐 *	五香鹌鹑蛋	鹌鹑蛋	50	5
	牛奶	脱脂牛奶	150	
	彩椒炒莴笋	彩椒	30	
		莴笋	70	
		腰果	5	
	玉米发糕	玉米面	20	
		全麦面粉	20	
		大枣	10	
上午加餐 *	水果	蓝莓	100	
	牛奶燕麦鸡蛋饼	纯牛奶	100	
		燕麦	20	
		鸡蛋	30	
午餐 *	二米饭	小米	50	
		大米	60	
	蒜茸炒茼蒿	茼蒿	100	5
		胡萝卜	20	
	西红柿炒花菜	菜花	60	4
		西红柿	40	
	清炖牛肉	牛肉	70	3
下午加餐 *	牛奶	纯牛奶	250	
晚餐 *	红豆糙米饭	红小豆	50	
		糙米	60	
	三文鱼虾丸	海虾	40	4
		三文鱼	40	
	彩椒炒西蓝花	西蓝花	100	3
		彩椒	50	
	鲜蘑烧豆腐	鲜蘑	50	4
		豆腐	60	
		青蒜	10	
晚上加餐 *	坚果	核桃仁	15	

注 *：早、午、晚三餐和加餐的照片及点评见图 4-7 ～ 图 4-12。

早餐和上午加餐食谱点评：彩椒炒莴笋做法非常简单，食材清洗后切丝，焯水备用。热锅放少许油，加入食材后轻微翻炒即可，出锅前加入腰果（腰果提前切碎更入味）。这道菜肴还可以凉拌，不用焯水，直接把彩椒丝、莴笋丝、腰果碎和橄榄油混合拌匀即可。鹌鹑蛋个头比较小，5～6个鹌鹑蛋相当于一个鸡蛋。孕妇每天蛋类推荐摄入量是50克（1个鸡蛋或5～6个鹌鹑蛋）。

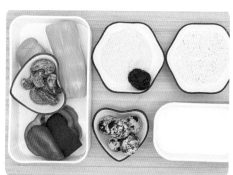 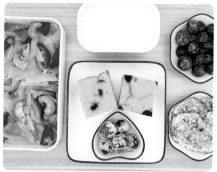

图 4-7　孕中期控糖 2100 千卡食谱周一—　　图 4-8　孕中期控糖 2100 千卡食谱周一—
　　　　早餐原料　　　　　　　　　　　　　　　　　早餐和上午加餐

　　午餐和下午加餐食谱点评：清炖牛肉时只用葱、姜、八角、陈皮等简单的调料即可熬出鲜美的汤汁。建议选择较瘦的牛腿肉，用砂锅小火

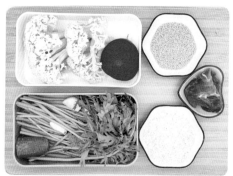 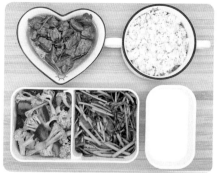

图 4-9　孕中期控糖 2100 千卡食谱周一—　　图 4-10　孕中期控糖 2100 千卡食谱周一—
　　　　午餐原料　　　　　　　　　　　　　　　　　午餐和下午加餐

慢炖 1 小时左右（用高压锅也可以）。出锅后可以根据自己的口味加入蘸料，搭配主食食用。制作时可以一次多炖一些，按量分装好之后冷冻起来，下次食用时直接添汤再煮一下即可，可以节省不少时间。清炖牛肉中还可以加入萝卜、冬瓜、莴笋等蔬菜。

晚餐和晚上加餐食

谱点评：三文鱼虾丸是把三文鱼和海虾分别切碎打成泥，然后加少量盐、鸡粉调味，将二者混合在一起搅拌上劲，用手挤成大小合适的丸子，放入开水中氽汤即可。还可以加入小油菜等做成丸子汤。虾和三文鱼都是非常适合妊娠糖尿病患者食用的食材，既能补充营养（蛋白质、ω-3 型多不饱和脂肪酸、维生素 A、维生素 D、B 族维生素和铁、钙、锌等），又有益于延缓餐后血糖升高。

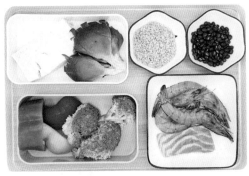

图 4-11　孕中期控糖 2100 千卡食谱周一晚餐原料

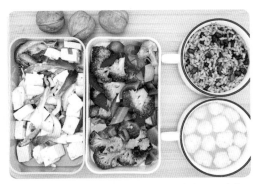

图 4-12　孕中期控糖 2100 千卡食谱周一晚餐和晚上加餐

表 4-10　孕中期控糖 2100 千卡一周食谱示范（周二）

餐次	菜肴名称	配料	用量（g）	油用量（g）
早餐	玉米窝头	全麦面粉	20	
		玉米面	30	
	煎鸡蛋	鸡蛋	50	3

餐次	菜肴名称	配料	用量（g）	油用量（g）
	苦菊大拌菜*	苦菊	60	2
		黄瓜	20	
		柠檬汁	5	
		圣女果	20	
		樱桃萝卜	10	
上午加餐	牛奶	纯牛奶	150	
	水果	杏	150	
午餐	二米饭	大米	60	
		小米	50	
	彩椒炒荷兰豆	荷兰豆	50	4
		水发木耳	20	
		彩椒	30	
	清蒸鲈鱼	海鲈鱼	70	3
	素炒大白菜	大白菜	80	4
		水发木耳	20	
		胡萝卜	10	
下午加餐	牛奶	纯牛奶	200	
	坚果	松子	10	
晚餐	红豆米饭	红小豆	40	
		大米	60	
	香菇豆腐烧油菜	鲜香菇	60	4
		油菜	100	
		豆腐	60	
	醋熘肝尖*	猪肝	20	4
		辣椒	30	
		水发木耳	20	
	芫爆羊肉*	羊肉	50	4
		香菜	20	
晚上加餐	小麦胚芽饮*	纯牛奶	100	
		小麦胚芽粉	20	

注*：①苦菊大拌菜是将苦菊和黄瓜、圣女果、樱桃萝卜等一起加入调味汁凉拌。苦菊的胡萝卜素含量较高（1300微克/100克），是典型的绿叶菜之一。

②醋熘肝尖是把新鲜猪肝切片后用水焯一下，然后锅中放油，把猪肝、辣椒、木

耳一起翻炒调味即可。新鲜猪肝是孕期补铁的最佳选择之一。

③芫爆羊肉中使用的羊肉宜选较瘦的羊里脊肉、羊腿肉或羊上脑肉，其蛋白质含量较高（20%左右），铁含量较多（2.4毫克/100克～2.8毫克/100克），营养价值较高。羊肉要切丝，以便快速炒熟。炒这道菜时，油温要高一些，加热时间要短，否则口感老硬。这道菜肴的做法见第五章推荐的菜肴53。

④小麦胚芽饮是把小麦胚芽粉直接加入热牛奶中，适合妊娠糖尿病患者作为晚加餐食用。晚上加餐不宜太晚，建议在21：00之前。

表 4-11　孕中期控糖 2100 千卡一周食谱示范（周三）

餐次	菜肴名称	配料	用量（g）	油用量（g）
早餐	全麦面包	全麦面粉	60	
	秋葵炒蛋	秋葵	100	2
		鸡蛋	50	
	牛奶	脱脂牛奶	100	
	芹菜拌木耳	西芹	60	2
		水发木耳	40	
上午加餐	水果	猕猴桃	200	
	牛奶	脱脂牛奶	100	
午餐	糙米饭	糙米	40	
		大米	50	
	虾仁炒西芹	虾仁	40	4
		西芹	80	
	蒜茸蒸西蓝花	西蓝花	100	4
	海带炖肉*	海带	30	4
		猪里脊肉	30	
下午加餐	牛奶	纯牛奶	150	
	全麦面包	全麦面粉	30	
晚餐	绿豆米饭	绿豆	40	
		大米	60	
	烧三文鱼*	三文鱼	60	6
	小白菜肉末豆腐汤*	北豆腐	50	6
		小白菜	100	
		水发木耳	20	
		猪里脊肉	20	

餐次	菜肴名称	配料	用量（g）	油用量（g）
晚上加餐	坚果	核桃仁	10	
	牛奶	纯牛奶	150	

注*：①海带炖肉能补碘，每100克干海带中碘含量为36240微克，哪怕只吃几克干海带（泡发后几十克），也能获得几百微克碘。《中国居民膳食指南》建议，孕妇每周可食用2～3次海带、裙带菜、紫菜等海藻类食物。

②烧三文鱼与红烧其他普通鱼类做法一样。三文鱼富含优质蛋白、DHA和维生素D，是孕期最值得推荐的食材之一。三文鱼的吃法很多，可做汤，可炖菜，可炒菜，还可以小火慢煎。为确保卫生安全，不建议孕妇生吃三文鱼。

③小白菜肉末豆腐汤这种蔬菜、大豆制品和肉类组合而成的菜肴，食材多样，搭配合理，含较多膳食纤维，有助于控制餐后血糖。

表 4-12 孕中期控糖 2100 千卡一周食谱示范（周四）

餐次	菜肴名称	配料	用量（g）	油用量（g）
早餐	玉米面窝窝	玉米面（黄）	30	6
		全麦面粉	20	
	五香鹌鹑蛋	鹌鹑蛋	60	
	圆白菜拌木耳	圆白菜	70	
		水发木耳	20	
		香菜	10	
上午加餐	牛奶	纯牛奶	200	
	水果	橙子	150	
午餐	玉米饭	玉米糁	50	3
		大米	50	
	西红柿炒花菜	菜花	60	
		西红柿	40	
	土豆烧牛肉	牛肉	70	5
		马铃薯	20	
	蒜茸炒苋菜	苋菜	100	3
下午加餐	酸奶	不加糖酸奶	200	
	蒸红薯*	红薯	50	
晚餐	鹰嘴豆饭*	鹰嘴豆	40	
		大米	60	

餐次	菜肴名称	配料	用量（g）	油用量（g）
	红烧狭鳕鱼	狭鳕鱼	80	4
	清炒菠菜	菠菜	120	3
	香干炒蒜薹*	豆腐干	40	4
		蒜薹	80	
		水发木耳	10	
晚上加餐	坚果	榛子	10	
	牛奶	纯牛奶	100	

注*：①蒸红薯富含碳水化合物，应作为主食类食用。一般 100 克生红薯相当于 25 克大米或面粉（干重）。

②鹰嘴豆可以与大米一起做饭，但要提前浸泡 8～10 小时。鹰嘴豆也叫作桃豆、鸡心豆，有很高的营养价值。每 100 克鹰嘴豆中含蛋白质 21.2 克，含钙 150 毫克，含钾 830 毫克，尤其是膳食纤维高达 11.6 克，远高于其他豆类，对控制餐后血糖很有帮助。

③香干炒蒜薹的做法是把蒜薹切段，香干切片，爆锅后先下香干翻炒片刻，再下蒜薹一起翻炒，直到蒜薹变软，加入盐、生抽等调味。如果喜欢口感软烂一点儿就加少量水焖一会儿。

表 4-13　孕中期控糖 2100 千卡一周食谱示范（周五）

餐次	菜肴名称	配料	用量（g）	油用量（g）
早餐	全麦花卷	全麦面粉	50	
	番茄炒鸡蛋	西红柿	100	3
		鸡蛋	60	
	牛奶	脱脂牛奶	100	
	白灼芥蓝*	芥蓝	100	2
上午加餐	牛奶	纯牛奶	150	
	水果	杏	200	
午餐	藜麦米饭	藜麦	40	
		大米	60	
	彩椒炒牛柳*	牛里脊	40	4
		彩椒	30	
	木耳炒韭黄	韭黄	80	4
		水发木耳	20	
		胡萝卜	10	

餐次	菜肴名称	配料	用量（g）	油用量（g）
	苦瓜炒肉 *	苦瓜	80	4
		猪里脊肉	30	
下午加餐	酸奶	不加糖酸奶	150	
	全麦面包	全麦面包	30	
晚餐	绿豆米饭	绿豆	50	
		大米	50	
	口蘑炒彩椒烧油菜	鲜口蘑	40	4
		油菜	80	
		彩椒	40	
	煮海虾	海虾	70	3
	黄瓜金针菇拌豆腐丝 *	黄瓜	30	4
		金针菇	20	
		豆腐丝	40	
晚上加餐	坚果	开心果	15	
	牛奶	纯牛奶	100	

注 *：①白灼芥蓝既保持了蔬菜的鲜嫩爽口，又保证营养不流失。白灼这种粤菜典型的烹煮技法很值得推荐。芥蓝洗净，大蒜切末备用。烧开一锅清水后，加入适量食盐，放入芥蓝后再放入一点儿食用油，大火煮 1 分钟左右至 8 成熟，捞出摆盘。撒上蒜末，再浇上热的蒸鱼豉油汁即可。同样的烹调方法还可以用来制作菜心、油菜、上海青等蔬菜。

②彩椒炒牛柳是一道很受欢迎的家常菜。主料牛肉与配料彩椒一起爆炒，色彩鲜艳，勾人食欲。具体做法见第五章推荐的菜肴 54。

③烹制苦瓜炒肉时，先将苦瓜切片或者切丝，放入沸水锅（加少许盐和油）焯烫一会儿，可使颜色翠绿且能去除苦味。

表 4-14 孕中期控糖 2100 千卡一周食谱示范（周六）

餐次	菜肴名称	配料	用量（g）	油用量（g）
早餐	牛肉烧卖	全麦面粉	25	3
		小麦淀粉	25	
		牛肉	30	
		大白菜	30	

餐次	菜肴名称	配料	用量（g）	油用量（g）
	香菇蒸蛋羹 *	鸡蛋	50	1
		香菇	10	
	蒜泥海带丝 *	海带	100	2
	牛奶	纯牛奶	150	
上午加餐	牛奶	纯牛奶	150	
	全麦面包	全麦面包	30	
午餐	燕麦米饭	大米	50	
		燕麦片	50	
	炒大虾	海虾	60	4
	芝麻拌菠菜	菠菜	150	3
		黑芝麻	5	
	锅塌豆腐	豆腐	50	4
下午加餐	水果	猕猴桃	150	
	牛奶	纯牛奶	100	
晚餐	绿豆米饭	绿豆	50	
		大米	50	
	京酱肉丝 *	猪里脊肉	70	8
		水发木耳	20	
		黄瓜	40	
		香菜	20	
		生菜	30	
		大葱	10	
		干豆腐	30	
	蒜炒乌塌菜	乌塌菜	100	3
晚上加餐	坚果	松子	10	
	牛奶	纯牛奶	100	

注 *：①香菇蒸蛋羹在制作时先将蛋液搅拌均匀，去除表面泡沫，然后将切碎的香菇放到蛋液上。蒸锅里烧开水，放入蒸碗（加盖或加上一层保鲜膜，能保证蛋羹表面平整，蛋羹细嫩），中火蒸7～8分钟。出锅后放入葱花，淋少许亚麻籽油、生抽或陈醋即可食用。

②蒜泥海带丝不建议买包装好的成品海带丝，这类产品往往额外加入白糖，对血糖控制不利。购买此类产品时要注意查看食品配料表。

③京酱肉丝的传统做法是先将瘦肉丝用油滑一下，然后再进行制作。这里改用"水滑"，即在瘦肉丝中加入蛋清和少许淀粉抓拌1分钟，使肉丝上浆，再下沸水锅轻

轻"滑"一下肉丝。搭配肉丝的配菜可以根据个人喜好选择黄瓜、大葱、生菜、香菜等。具体做法见第五章推荐的菜肴55。

表 4-15 孕中期控糖 2100 千卡一周食谱示范（周日）

餐次	菜肴名称	配料	用量（g）	油用量（g）
早餐	黑麦面包*	黑麦粉	20	
		全麦面粉	20	
	水煎蛋	鸡蛋	50	3
	海带木耳拌魔芋	海带	80	
		水发木耳	20	2
		魔芋丝	50	
	牛奶	纯牛奶	100	
上午加餐	水果	苹果	200	
	牛奶	纯牛奶	100	
午餐	糙米饭	糙米	60	
		大米	50	
	肉丝炒蒜薹	蒜薹	80	3
		猪肉	20	
	白灼西蓝花	西蓝花	100	2
	鱼香鸡丝*	胡萝卜	10	
		水发木耳	10	5
		冬笋	30	
		鸡胸脯肉	50	
下午加餐	牛奶	纯牛奶	200	
晚餐	糙米饭	糙米	70	
		大米	45	
	芦笋蒸鳕鱼*	鳕鱼	50	2
		芦笋	50	
	清炒小油菜	油菜	150	3
	牡蛎烧豆腐*	牡蛎	25	
		豆腐	60	5
		香菜	10	
晚上加餐	牛奶	纯牛奶	100	
	坚果	核桃仁	10	

注*：①黑麦面包可以买现成的，也可以用黑麦粉和全麦面粉自制（连同早餐的鸡

蛋、牛奶等一起）。购买黑麦面包时，要注意查看配料表，看黑麦在配料表中的排位，选择黑麦排名第一的为好。黑麦中膳食纤维含量高达 15.2 克 /100 克，居所有谷物之首，饱腹感非常强，其血糖生成指数（GI）仅为 34，有助于管理餐后血糖。除黑麦面包之外，黑麦馒头也很值得推荐。

②鱼香鸡丝要选用鸡胸肉，将其切成细丝，用郫县豆瓣酱和木耳、胡萝卜、冬笋丝同炒即可。注意不要额外加糖。

③制作芦笋蒸鳕鱼时先用新鲜柠檬汁将鳕鱼腌制一会儿，让柠檬汁渗入鱼肉中，可去除腥味，带来微酸口感。

④制作牡蛎烧豆腐的关键在于汤汁鲜美、口感细嫩，具体做法见第五章推荐的菜肴 48。牡蛎也叫生蚝，有很多品种。牡蛎富含蛋白质、锌、ω-3 型多不饱和脂肪酸（每 100 克牡蛎 DHA 和 EPA 含量均为 380 毫克）。牡蛎可以做汤、煲粥、烧烤、炖菜，但不建议孕妇生吃牡蛎。

表 4-16　孕中期控糖 2100 千卡一周食谱综合评价

指标	实际摄入量	推荐摄入量	实际摄入量达到推荐摄入量百分比
能量及核心营养素摄入量			
能量（kcal）	2090	2100	99.5%
碳水化合物供能比（%）	52%	45% ~ 55%	
碳水化合物（g）	271.4		
蛋白质供能比（%）	19%	15% ~ 20%	
蛋白质（g）	99.4	1 克 / 千克（孕前体重）+15 克	
脂肪供能比（%）	29%	25% ~ 30%	
脂肪（g）	67.7		
维生素矿物质营养素摄入量			
维生素 A（μg）	919	770	119.4%
维生素 C（mg）	195.1	115	169.7%
维生素 D（ug）	10.7	10	107.0%
叶酸（ug）	643.85	600	107.3%
维生素 B$_1$（mg）	1.28	1.4	91.4%
维生素 B$_2$（mg）	1.75	1.4	125.0%
钙（mg）	1132	1000	113.2%
铁（mg）	27.6	24	115.0%
锌（mg）	14.69	9.5	154.6%

指标	实际摄入量	推荐摄入量	实际摄入量达到 推荐摄入量百分比
硒（ug）	70.15	65	107.9%
镁（mg）	537	370	145.1%
三餐供能比（%）			
早餐及上午加餐	26%	20% ~ 25%	
午餐及下午加餐	37%	35% ~ 40%	
晚餐及晚上加餐	37%	35% ~ 40%	

评价结论

❶ 能量和碳水化合物、蛋白质、脂肪的摄入量符合孕中期妊娠糖尿病患者（孕前 BMI 正常者）的需要。

❷ 维生素 A、维生素 D、维生素 C、维生素 B_1、维生素 B_2、叶酸、钙、铁、镁、锌、硒等均达到推荐量的 90% 以上，能够充分满足孕中期妊娠糖尿病患者的营养需要。

❸ 食谱中食材种类多样、齐全（日均摄入 20 种以上食材），其数量兼顾营养素、饱腹感和血糖控制，突出了全谷物／粗杂粮、绿叶蔬菜、新鲜水果和奶类摄入量，肉类、鱼虾、蛋类和大豆制品摄入量亦有保证。

❹ 食谱采用"3+3"模式，三餐和加餐能量分配合理，供能比合理。加餐多采用奶类（纯牛奶或不加糖酸奶）、坚果及 GI 较低的水果。

❺ 烹调油推荐使用亚麻籽油、核桃油、橄榄油等多种植物油，全天约 28 克；全天用盐量不超过 5 克。

孕晚期控糖补血 2250 千卡一周食谱示范

孕晚期（28 周以后）在保证饮食营养摄入的同时，更要注意体重增长速度和血糖管理。妊娠糖尿病患者应该咨询产科保健人员或营养师。孕晚期每日食谱的能量目标值见表 1-2，还要根据体重增长状况、胎儿发育状况、血糖及酮体水平和身体活动状况进行个体化能量设定。

考虑到缺铁性贫血也是孕晚期最常见的问题之一，这里我们给出 2250 千卡孕晚期食谱，适用于孕前体质指数（BMI）正常、孕晚期出现缺铁性贫血的妊娠糖尿病患者。配餐原则在国家卫健委《妊娠期糖尿病患者膳食指导》（WS/T601—2018）的基础上，增加了含铁食物的摄入量，比如红肉、动物血液和肝脏的摄入量均有增加。

表 4-17　孕晚期控糖补血 2250 千卡一周食谱示范（周一）

餐次	菜肴名称	配料	用量（g）	油用量（g）
早餐*	燕麦玉米粒饼	燕麦片	20	3
		鲜玉米	20	
		全麦面粉	20	
	炒鸡蛋	鸡蛋	50	2
	素炒芹菜木耳	芹菜茎	100	2
		水发木耳	25	
	牛奶	纯牛奶	200	
上午加餐*	水果	蓝莓	150	
	坚果	核桃	10	
午餐*	二米饭	大米	50	
		小米	50	
	补血烩三样	猪肝	20	5
		甜椒	50	
		胡萝卜	50	
		猪血	20	
		猪里脊肉	30	

餐次	菜肴名称	配料	用量（g）	油用量（g）
下午加餐*	小白菜虾仁豆腐汤	小白菜	100	3
		海虾	40	
		豆腐	50	
	清炒奶白菜	奶白菜	100	4
	全麦面包	全麦面粉	30	
	牛奶	脱脂牛奶	100	
晚餐*	全麦馒头	全麦面粉	90	
	肉末油菜炒杏鲍菇	油菜	80	5
		杏鲍菇	50	
		猪肉	30	
	萝卜牛肉汤	白萝卜	50	5
		牛肉	50	
		紫菜	2	
		魔芋丝	30	
晚上加餐*	酸奶小麦胚芽饮	不加糖酸奶	150	
		小麦胚芽粉	20	

注*：早、午、晚三餐和加餐的照片及点评见图 4-13～图 4-18。

早餐和上午加餐食谱点评：燕麦玉米粒饼的做法是把燕麦片、鲜玉米粒、全麦面粉和少量水混合后，用半底锅煎熟。由于所用面粉较少，与玉米粒、燕麦片混合后不易成型，但这不影响制作，直接将和好的面糊

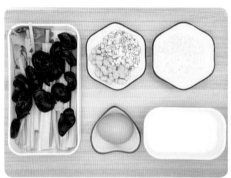

图 4-13　孕晚期控糖补血 2250 千卡食谱
周一早餐原料

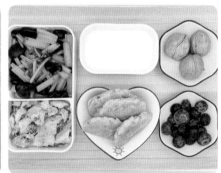

图 4-14　孕晚期控糖补血 2250 千卡食谱
周一早餐和上午加餐

摊在锅上，待一面熟后再翻过来煎另一面即可。新鲜玉米和燕麦都是低血糖生成指数（GI）食物，全麦面粉的 GI 也不高，合起来有助于控制餐后血糖。

午餐和下午加餐食谱点评： 补血烩三样是把猪肝（动物肝脏）、猪血（动物血液）、猪里脊肉（红肉）三种富含铁的食材放到同一道菜肴中，再配上甜椒、胡萝卜等富含维生素 C 的蔬菜，可以说是孕期补铁菜肴的加强版，对改善孕期贫血有很大帮助。具体做法是，新鲜猪肝切片，猪瘦肉切丝，盒装猪血切块，彩椒切块，胡萝卜切片，备用；起锅，锅热后倒入油、葱、蒜爆锅，滑入猪肝和肉丝，开大火快速翻炒，待肉丝和猪肝变色后加入猪血轻轻翻炒；加入小半碗水，大火炖 2 分钟，用生抽调味即可出锅。膳食指南建议，一般孕妇每周要食用 2 ～ 3 次动物肝脏或血液，以预防缺铁性贫血。如果孕妇已经发生贫血，则更要增加动物肝脏、血液和红肉的摄入量。

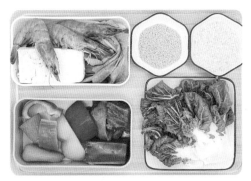

图 4-15　孕晚期控糖补血 2250 千卡食谱周一午餐原料

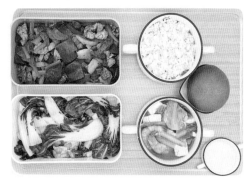

图 4-16　孕晚期控糖补血 2250 千卡食谱周一午餐和下午加餐

晚餐和晚上加餐食谱点评： 牛瘦肉是典型的红肉，富含铁，每 100 克牛里脊肉中含铁 4.4 毫克。牛肉可以和萝卜、魔芋、紫菜做成汤，味道十分鲜美。酸奶小麦胚芽饮是把小麦胚芽粉与酸奶直接混合食用，前面介

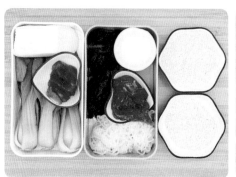
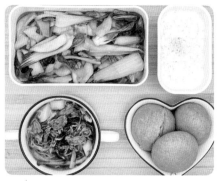

图 4-17 孕晚期控糖补血 2250 千卡食谱　　图 4-18 孕晚期控糖补血 2250 千卡食谱
　　　　周一晚餐原料　　　　　　　　　　　　周一晚餐和晚上加餐

绍过，小麦胚芽粉富含蛋白质、膳食纤维、钾、钙、铁、锌、硒和 B 族维
生素，营养价值很高。

表 4-18　孕晚期控糖补血 2250 千卡一周食谱示范（周二）

餐次	菜肴名称	配料	用量（g）	油用量（g）
早餐	全麦花卷	全麦面粉	45	
	煎鸡蛋	鸡蛋	50	4
	牛奶	纯牛奶	200	
	拌西蓝花	西蓝花	100	3
		水发木耳	20	
		松子	5	
上午加餐	水果	橘子	200	
午餐	红豆米饭	大米	50	
		红小豆	50	
	五彩牛肉粒*	牛肉	80	4
		杏鲍菇	20	
		胡萝卜	25	
		彩椒	50	
	海带炖豆腐*	豆腐	100	4
		海带	50	
		土豆	60	

餐次	菜肴名称	配料	用量（g）	油用量（g）
	蒜茸茼蒿	茼蒿	100	4
下午加餐	坚果	开心果	20	
	水果	圣女果	100	
晚餐	藜麦饭	大米	50	
		藜麦	50	
	清蒸鲈鱼*	鲈鱼	100	3
	蒜泥菠菜魔芋丝	菠菜	100	4
		大蒜	10	
		魔芋丝	40	
	紫菜蛋花汤	紫菜	2	3
		鸡蛋	20	
晚上加餐	酸奶小麦胚芽饮	酸奶	200	
		小麦胚芽粉	10	

注 *：①五彩牛肉粒的做法见第五章推荐的菜肴 56。

②海带炖豆腐主要是为了补碘。膳食指南建议，孕妇每周应食用 2～3 次海藻类食物。海带是最常见的海藻类食物，有海带结、海带丝、海带片等，也可以选择海带干品。干海带要提前浸泡，再与豆腐同煮。这道菜肴可以做成炖菜，也可以多加一点儿水做成汤菜。

③清蒸鲈鱼可以最大程度保留鲈鱼的营养和其原汁原味。鲈鱼以鲜嫩美味著称，特别适合清蒸，具体做法见第五章推荐的菜肴 44。

表 4-19　孕晚期控糖补血 2250 千卡一周食谱示范（周三）

餐次	菜肴名称	配料	用量（g）	油用量（g）
早餐	蛋炒二米饭	大米	30	3
		小米	25	
		甜椒	50	
		鸡蛋	50	
		胡萝卜	50	
	油煮油菜*	油菜	100	2
	牛奶	纯牛奶	250	
上午加餐	水果	草莓	200	

餐次	菜肴名称	配料	用量（g）	油用量（g）
午餐	全麦馒头	全麦面粉	100	
	蒜薹炒豆腐干	蒜薹	80	4
		豆腐干	40	
		胡萝卜	20	
		水发木耳	20	
	鸭杂粉丝汤 *	鸭血	50	3
		粉丝	10	
		小白菜	50	
		鸭肝	20	
	蒜茸豌豆苗	豌豆苗	100	3
下午加餐	坚果	巴旦木仁	20	
	牛奶	纯牛奶	100	
晚餐	绿豆米饭	大米	40	
		绿豆	40	
	轻煎三文鱼	三文鱼	100	5
	白灼菜心	菜心	100	4
	鸡胸肉藜麦沙拉 *	藜麦	15	4
		西生菜	30	
		紫甘蓝	30	
		圣女果	30	
		鸡胸脯肉	30	
		鸡蛋	30	
晚上加餐	酸奶	不加糖酸奶	150	

注 *：①油煮油菜的做法是，在锅中放入适量的水，烧开后加入少量油（或肉汤、鸡汤）和盐，再放入油菜拌匀，盖上锅盖焖 1 分钟，捞出后加少许调味品即可食用。这种"油煮菜"能保留蔬菜的营养，在增加每日蔬菜摄入量的同时，又能做到少油、少盐、低热量，因而特别适合妊娠糖尿病患者食用。除了油菜，菜心、小白菜、西生菜等都可以做"油煮菜"。

②鸭杂粉丝汤的制作方法并不复杂，具体做法见第五章推荐的菜肴 71。鸭血和鸭肝都是含铁丰富的食物，铁含量分别为 30.5 毫克 /100 克和 23.1 毫克 /100 克，远超其他大多数常见食物，而且价格便宜，很容易买到。孕妇每周食用 2 ～ 3 次，有助于改善缺铁性贫血。

③鸡胸肉藜麦沙拉是将鸡胸肉水煮后撕成细丝，和西生菜、紫甘蓝丝、圣女果、浸泡好的藜麦一起凉拌而成，健康又低脂。这里不要用传统的沙拉酱（能量较高），改用油醋汁、柠檬沙拉汁等。

表4-20　孕晚期控糖补血2250千卡—周食谱示范（周四）

餐次	菜肴名称	配料	用量（g）	油用量（g）
早餐	杂豆粥	红小豆	10	
		绿豆	10	
		大米	30	
	太阳蛋	鸡蛋	50	3
	圆白菜炒豆干	圆白菜	100	3
		豆腐干	50	
	牛奶	脱脂牛奶	100	
上午加餐	苹果奶昔	纯牛奶	150	
		苹果	150	
午餐	二合面馒头	全麦面粉	55	
		玉米面	55	
	小白菜海带炖排骨*	小白菜	60	3
		魔芋丝	30	
		排骨	50	
		海带	30	
	白灼秋葵*	秋葵	100	3
	韭菜炒鸭血*	韭菜	70	3
		鸭血	50	
		水发木耳	30	
下午加餐	坚果酸奶杯	核桃仁	10	
		酸奶	100	
晚餐	红豆米饭	红小豆	55	
		大米	55	
	焖黄鱼*	黄花鱼	100	4
	芹菜炒虾仁	芹菜	50	4
		胡萝卜	40	
		虾仁	20	
	白灼菜心	菜心	100	4
晚上加餐	酸奶	不加糖酸奶	200	

注*：①小白菜海带炖排骨是一道汤品，具体做法见第五章推荐的菜肴59。

②白灼秋葵的具体烹制方法见第五章推荐的菜肴97。

③韭菜炒鸭血是一道典型的补铁菜肴。除韭菜和鸭血外，还可以根据个人喜好放入黄豆芽等食材。喜欢吃辣的，可以加入适量郫县豆瓣酱。

④焖黄鱼选用大黄花鱼或小黄花鱼均可，大黄花鱼肉质肥厚，小黄花鱼肉质细嫩鲜美。不论冻品或鲜品，都是孕期值得推荐的优质食材。这道菜肴的做法见第五章推荐的菜肴43。

表4-21　孕晚期控糖补血2250千卡一周食谱示范（周五）

餐次	菜肴名称	配料	用量（g）	油用量（g）
早餐	全麦面包三明治	全麦面包	60	3
		鸡蛋	70	
		黄瓜	20	
		西红柿	20	
		生菜	20	
	牛奶	纯牛奶	150	
	蔬菜沙拉	圣女果	20	3
		莜麦菜	20	
		西生菜	20	
		彩椒	20	
上午加餐	水果	樱桃	200	
	坚果	榛子	10	
午餐	燕麦米饭	燕麦	50	
		大米	50	
	西芹虾仁	西芹	70	3
		虾仁	40	
	番茄牛腩汤	西红柿	80	4
		牛腩	60	
	蒜茸炒空心菜	空心菜	100	3
下午加餐	豆浆*	不加糖豆浆	200	
	全麦面包	全麦面粉	30	
晚餐	西红柿虾仁炒意大利面*	意大利面	100	4
		西红柿	50	
		虾仁	50	
		洋葱	20	
	菜心腐竹炒瘦肉*	菜心	60	3
		腐竹	10	
		猪里脊肉	50	

200

餐次	菜肴名称	配料	用量（g）	油用量（g）
	香菇炒油菜	香菇	40	3
		油菜	80	
晚上加餐	酸奶	不加糖酸奶	200	

注 *：①不加糖豆浆是指没有加入白砂糖、糖浆或麦芽糊精的豆浆，外购时要注意看配料表。建议家庭自制豆浆，不但品质有保证，而且可以根据个人喜好加入一些坚果、杂豆等食材。家用豆浆机十分值得推荐。

②西红柿虾仁炒意大利面的具体做法见第五章推荐的菜肴 15。意大利面的种类很多，形状各异，但其原料都是硬质小麦粉，血糖生成指数（GI）较低，仅为 48，有助于妊娠糖尿病患者管理血糖。

③菜心腐竹炒瘦肉的具体做法见第五章推荐的菜肴 79。腐竹又称腐皮，是一种传统豆制食品。腐竹富含蛋白质（含量为 44%）、多不饱和脂肪酸（含量为 21.7%）、钾（553 毫克 /100 克）和铁（16.5 毫克 /100 克），有很高的营养价值。腐竹要提前用清水泡发 3 ~ 4 小时，然后再与其他菜肴搭配烹调，可荤可素、可烧可炒、可凉拌可汤食。

表 4-22 孕晚期控糖补血 2250 千卡一周食谱示范（周六）

餐次	菜肴名称	配料	用量（g）	油用量（g）
早餐	鸡蛋蔬菜荞麦面	荞麦面	50	5
		鸡蛋	60	
		油菜	50	
		金针菇	30	
		西红柿	20	
	豆浆	不加糖豆浆	200	
上午加餐	水果	桃	200	
	牛奶	纯牛奶	150	
午餐	红豆米饭	红小豆	50	
		大米	50	
	家焖带鱼 *	带鱼	80	4
	西蓝花炒豆腐干	西蓝花	100	4
		水发木耳	20	
		胡萝卜	10	
		豆腐干	40	
	上汤苋菜	苋菜	100	3

餐次	菜肴名称	配料	用量（g）	油用量（g）
下午加餐	酸奶	不加糖酸奶	200	
	全麦面包	全麦面粉	30	
晚餐	全麦馒头	全麦面粉	110	
	牛肉炒茭白*	牛里脊肉	50	4
		茭白	80	
	蚝油生菜	西生菜	80	3
	肉末烧茄子*	茄子	80	4
		猪里脊肉	50	
晚上加餐	坚果	核桃仁	10	
	牛奶	纯牛奶	150	

注*：①家焖带鱼的具体做法见第五章推荐的菜肴46。带鱼也称刀鱼，富含DHA和EPA，其含量甚至比三文鱼还多。每100克带鱼含DHA1400毫克，含EPA970毫克。带鱼的常见做法有家焖、红烧和油煎。

②制作牛肉炒茭白时先热锅下油炒肉丝，等肉变色立刻放茭白丝翻炒，牛肉丝和茭白丝都要切得细一点儿，炒一两分钟就熟了，加调料即可起锅。茭白是一种较为常见的水生蔬菜，吃法很多，除了炒肉丝，还可以油焖、素炒、凉拌等。

③肉末烧茄子是一道经典的家常菜，制作时先用不粘锅小火将茄子煸炒一下，煸炒过程中加少量水，待茄子炒软后取出备用。热锅下油，放入肉末，加入豆瓣酱滑散，炒匀后放入茄子翻炒片刻即可出锅。

表4-23 孕晚期控糖补血2250千卡一周食谱示范（周日）

餐次	菜肴名称	配料	用量（g）	油用量（g）
早餐	即食燕麦粥	燕麦片	30	
		小麦胚芽粉	30	
	蛤蜊蒸蛋羹*	鸡蛋	50	2
		蛤蜊	20	
	百合芦笋炒木耳	芦笋	80	3
		水发木耳	20	
		百合	5	
	牛奶	纯牛奶	150	
上午加餐	水果	柚子	150	
	酸奶	不加糖酸奶	150	

餐次	菜肴名称	配料	用量（g）	油用量（g）
午餐	藜麦糙米饭	藜麦	30	
		糙米	30	
		大米	50	
	西红柿烧豆腐	西红柿	80	4
		豆腐	60	
	羊杂煲 *	羊里脊肉	20	2
		羊血	20	
		羊肝	20	
		金针菇	30	
		水发木耳	20	
		绿豆芽	40	
	紫菜冬瓜汤	干紫菜	2	2
		冬瓜	80	
下午加餐	牛奶	纯牛奶	150	
	坚果	核桃仁	15	
晚餐	全麦馒头	全麦面粉	110	
	豆豉烧鲅鱼 *	鲅鱼	50	5
		五香豆豉	20	
	淮南牛肉汤	牛腱肉	50	2
		油菜	80	
	清炒小白菜	小白菜	100	3
晚上加餐	小麦胚芽豆浆饮	小麦胚芽粉	25	
		豆浆	150	

注 *：①蛤蜊蒸蛋羹中所用的蛤蜊又称蚬子，是一种很常见的小海鲜，肉鲜味美，颇受欢迎。做这道菜肴时，蛤蜊要提前洗净蒸熟，凉凉后将其放入搅拌好的蛋液中，上火蒸熟即可。蒸蛋羹除了用蛤蜊，还可以用小海虾、虾皮等代替，味道同样鲜美。

②羊杂煲是一道补血菜肴，所用羊血、羊肝和羊里脊肉均富含铁，铁含量分别为18.3 毫克 /100 克、7.5 毫克 /100 克和 3.9 毫克 /100 克。同时，木耳、金针菇和绿豆芽也能提供一些铁。

③豆豉烧鲅鱼的具体做法见第五章推荐的菜肴 42。

表 4-24　孕晚期控糖补血 2500 千卡一周食谱综合评价

指标	实际摄入量	推荐摄入量	实际摄入量达到推荐摄入量百分比
能量及核心营养素摄入量			
能量（kcal）	2255	2250	100%
碳水化合物供能比（%）	50%	45% ~ 55%	
碳水化合物（g）	285.8		
蛋白质供能比（%）	20%	15% ~ 20%	
蛋白质（g）	111.2	1 克 / 千克（孕前体重）+30 克	
脂肪供能比（%）	30%	25% ~ 30%	
脂肪（g）	74.5		
维生素矿物质营养素摄入量			
维生素 A（µg）	1524	770	197.9%
维生素 C（mg）	200.2	115	174.1%
维生素 D（ug）	11.1	10	111.0%
叶酸（ug）	498.2	600	83.0%
维生素 B$_1$（mg）	1.48	1.5	98.7%
维生素 B$_2$（mg）	1.83	1.5	122.0%
钙（mg）	1229	1000	122.9%
铁（mg）	36.1	29	124.5%
锌（mg）	16.71	9.5	175.9%
硒（ug）	75.3	65	115.8%
镁（mg）	484	370	130.8%
三餐供能比（%）			
早餐及上午加餐	25%	20% ~ 25%	
午餐及下午加餐	39%	35% ~ 40%	
晚餐及晚上加餐	36%	35% ~ 40%	

评价结论

❶ 能量和碳水化合物、蛋白质、脂肪的摄入量符合孕晚期妊娠糖尿病患者（孕前BMI正常者）的需要。铁摄入量为36毫克／日，有助于纠正缺铁性贫血。

❷ 维生素A、维生素D、维生素C、维生素B_1、维生素B_2、钙、铁、镁、锌、硒等均达到推荐量的90%以上，能够充分满足孕晚期妊娠糖尿病患者的营养需要。

❸ 叶酸摄入量略有不足，建议通过营养补充剂适量补充。

❹ 食谱中食材种类多样、齐全（日均摄入20种以上食材），其数量兼顾营养素、饱腹感和血糖控制，突出了全谷物／粗杂粮、红肉、动物血液和肝脏、绿叶蔬菜和奶类摄入量，鱼虾、蛋类、大豆制品和新鲜水果摄入量亦有保证。

❺ 食谱采用"3+3"模式，三餐和加餐能量分配合理，供能比合理。加餐多采用奶类（纯牛奶或不加糖酸奶）、坚果及GI较低的水果。

❻ 烹调油推荐使用亚麻籽油、核桃油、橄榄油等多种植物油，全天约27克；全天用盐量不超过5克。

Part

5

食物定量和
推荐的菜肴

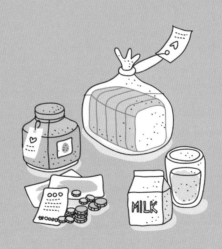

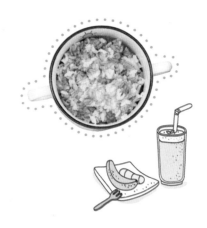

食物定量的关键点

··

　　根据我们指导不同人群管理饮食的经验，对于有一定厨艺基础的人而言，执行食谱最大的困难是给食物定量。虽然从理论上讲，按照食谱中给定的食物重量，用食物秤称一称并不难，但是大家烹调食物或进食时都没有称重的习惯，往往并不知道到底吃了多少克，所以很多人乍一看食谱中各种食物的克数会觉得无从下手。而且，如果你尝试用食物秤称量的话，还会遇到一些困惑，比如，米饭是称量生的食物重量，还是做熟之后再称量？排骨是带着骨头称毛重，还是去掉骨头称净重？可以说，食物定量是管理糖尿病饮食或采纳糖尿病食谱的最大挑战，也是血糖管理的关键所在。

用"生熟比"换算食物的生重和熟重

大家稍加留意就会发现，人们购买生的食物/食材时都是称重的，但购买炒熟的菜肴时几乎不会称重计价，因为烹调方法对食物重量的影响实在太大了。用食谱控制食物数量时也是如此，一般都是指烹调之前生鲜的重量（面包等除外），即"生重"，而不是指烹调过的熟的重量（熟重）。食物的生重和熟重有一定的比例关系，该比例在营养学上称为"生熟比"。比如，100克大米可以做成约220克米饭，即大米与米饭的生熟比是1：2.2。根据生熟比换算，180克米饭约相当于80克大米（180÷2.2=81.8）。

要强调的是，各种食物的生熟比都是经验性数值，不同的烹调方法，不同的加水量、加热时间和方式都会影响生熟比数值。比如，100克大米（生重、干重）做成米饭有多重呢？不同的制作者或不同的设备可能会做出不同的重量，但大多数情况下，会做出220克～250克米饭。也就是说，白米饭的生熟比为1：2.2至1：2.5。该生熟比说明，生米做成熟饭重量增加了1.2～1.5倍。显然生熟比例不同是因为煮饭加水所致。不过，并非所有的食物做熟之后重量都会增加。比如瘦肉炒熟之后重量会减少，生熟比大致是1：0.7；鸡蛋在煮熟之后重量几乎不变，生熟比大致是1：1。常见食物的生熟比见表5-1。

实际上，读者可以亲自动手称量并计算自己所烹制食物的生熟比，这样获得的数据相对更准确一些。这里仍以用电饭煲做米饭为例，具体方法是，做米饭之前，先称量大米的重量，然后加水做米饭，米饭做好后再称量一次米饭的重量，用这两个重量就能计算生熟比。假设电饭煲内胆重（简称锅重）630克，加入大米与锅一起称重为1030克，即实加大米400克（1030－630=400），然后加水适量（无须称重）煮饭。米饭做好后与锅一起称重为1510克，即实得米饭880克（1510－630=880）。该米饭的生熟比是1：2.2（880÷400=2.2）。如果该餐食谱中计算的主食是75克（生重/干重），那就可以换算为米饭165克（75×2.2=165），不到一小碗。

表 5-1 常见食物的生熟比

名称	生重（克）	熟重（克）	生：熟	名称	生重（克）	熟重（克）	生：熟
主食类							
白米饭	100	230	1：2.3	小米粥	100	576	1：5.8
糙米饭	100	220	1：2.2	红豆粥	100	453	1：4.5
杂粮米饭	100	230	1：2.3	杂豆粥	100	498	1：5
红豆米饭	100	210	1：2.1	黑米粥	100	543	1：5.5
二米饭	100	220	1：2.2	燕麦粥	100	534	1：5.5
燕麦米饭	100	220	1：2.2	全麦馒头	100	150	1：1.5
藜麦米饭	100	220	1：2.2	窝窝头	100	145	1：1.5
黑米饭	100	215	1：2.2	荞麦面条	100	315	1：3.2
薏米饭	100	215	1：2.2	意大利面	100	295	1：3
高粱米饭	100	215	1：2.2	花卷	100	180	1：1.8
红薯（蒸）	100	95	1：1	粉丝	100	302	1：3
肉类、鱼虾及其他							
猪瘦肉（炒）	100	71	1：0.71	猪肝（炒）	100	88	1：0.88
猪排骨（带骨炖）	100	79	1：0.79	鸡肝（煮）	100	69	1：0.69
猪小排（带骨炖）	100	76	1：0.76	鸭血（盒装，炒）	100	95	1：0.95
羊排（带骨煎）	100	75	1：0.75	猪血（盒装，炒）	100	95	1：0.95
牛排（煎）	100	87	1：0.87	鱿鱼（炒）	100	63	1：0.63
牛里脊肉（炒）	100	74	1：0.74	带鱼（炖）	100	72	1：0.72
牛腱肉（卤）	100	49	1：0.49	多宝鱼（带骨炖）	100	77	1：0.77
牛腩肉（炖）	100	65	1：0.65	黄花鱼（炖）	100	85	1：0.85
鸡胸脯肉（煎）	100	80	1：0.8	海虾（带皮煮）	100	89	1：0.89
鸡腿（带骨炖）	100	79	1：0.79	扇贝肉（煮）	100	67	1：0.67
鸡肉（整鸡切块炖）	100	70	1：0.70	三文鱼肉（煎）	100	88	1：0.88

名称	生重（克）	熟重（克）	生：熟	名称	生重（克）	熟重（克）	生：熟
鸡翅（炖）	100	84	1：0.84	蚬子肉（煮）	100	74	1：0.74
鸡爪（卤）	100	85	1：0.85	海螺肉（煮）	100	86	1：0.86
鸭肉（整只切块炖）	100	73	1：0.73	虾仁（煮）	100	69	1：0.69
鸡蛋（煮）	100	99	1：0.99				

注：①各种粗粮米饭原料中大米与杂粮、杂豆的比例约为 1：1；②数据来自家庭实测，因加水量或加热时间不同，数据或有变动。

以"可食部"重量为准

不论食物的生重还是熟重，要注意净重和毛重是不同的。有些蔬菜和水果烹调之前要去皮，鱼要去除内脏、鳃和鳞等不可食用部分，排骨中的骨头是无法食用的。以核桃为例，带壳称重是毛重，去掉壳只称核桃仁是净重。毛重 100 克的核桃大约有 43 克核桃仁，也就是说，核桃可食部比例是 43%（该比例并非固定不变，与核桃品种和大小有关）。

本书食谱中所列食物重量都是指食物的净重，即"可食部"，也就是去掉皮、壳、骨头等不可食用部分之后真正摄入体内的重量。大米、面粉、瘦肉、大豆制品、奶类等食物的可食部比例是 100%，无须理会可食、不可食的问题，但蛋类、鸡翅、鸡腿、排骨、鱼虾就没那么简单了。在实践中，比较省事的做法是直接称量处理好的、生的食物的可食部，但有的食物（比如鸡翅、排骨）很难直接称量其可食部，确切的可食部重量（比例）要在吃完后称量，实在太烦琐了。这时建议按其可食部的经验性比例进行估算。常见食物可食部的比例见表 5-2。

表 5-2 常见食物可食部比例

食物名称	可食部比例 (%)	食物名称	可食部比例 (%)	食物名称	可食部比例 (%)
主食类		水果类		蔬菜类	
大米	100	苹果	85	白萝卜	95
糙米	100	桃	93	小水萝卜	66
小麦粉	100	梨	82	胡萝卜	96
全麦面粉	100	杏	91	豆角	96
燕麦	100	樱桃	80	荷兰豆	88
红小豆	100	鲜枣	87	豇豆	98
挂面	100	草莓	97	芸豆	96
意大利面	100	猕猴桃	83	新鲜毛豆	53
新鲜玉米	46	葡萄	86	黄豆芽	100
山药	83	桑葚	100	辣椒	91
芋头	88	石榴	57	青椒	82
红薯	90	橙子	74	茄子	90
马铃薯	94	橘子	76	秋葵	98
肉类		柠檬	66	西红柿	97
牛肉	100	柚子	69	冬瓜	80
羊里脊肉	100	葡萄柚	73	黄瓜	92
羊排	80	木瓜	89	苦瓜	81
羊腿	71	菠萝	68	南瓜	85
猪大排	68	杧果	60	西葫芦	73
猪小排	72	香蕉	59	圣女果	98
猪蹄	43	杨梅	82	韭菜	90
猪肉	100	阳桃	88	韭黄	88
猪肝	99	哈密瓜	71	蒜黄	97
猪肝（卤煮）	100	西瓜	59	蒜薹	90
猪血	100	鱼虾		小葱	73
鸡（平均）	66	鲅鱼	80	大葱	82
鸡胸脯肉	100	草鱼	58	韭薹	85
鸡翅	69	鲳鱼	70	菠菜	89

212

食物名称	可食部比例(%)	食物名称	可食部比例(%)	食物名称	可食部比例(%)
鸡肝	100	大黄鱼	66	菜花	82
鸡腿	69	小黄鱼	63	大白菜	83
鸡心	100	带鱼	76	芥蓝	98
鸡爪	60	鲽鱼	72	芦笋	90
鸭	68	黄鳝	88	生菜	94
鸭翅	67	鲫鱼	54	小白菜	94
鸭肝	100	鲤鱼	54	油菜	96
坚果类		鲢鱼	61	油菜薹	82
核桃	43	鲈鱼	58	芹菜（茎）	67
榛子	27	鳕鱼	45	油菜心	100
栗子	73	银鱼	100	圆白菜	86
腰果	100	鲍鱼	65	娃娃菜	97
开心果	82	蛤蜊	45	茼蒿	90
花生	71	海蜇皮	100	西蓝花	83
落花生	53	海蜇头	100	苋菜	74
葵花子	52	河蚬	35	芥菜	94
南瓜子	68	海螺	59	西芹	85
西瓜子	38	鲜扇贝	35	茭白	74
芝麻	100	海虾	51	荸荠	78
蛋类		河虾	86	藕	88
鹌鹑蛋	86	基围虾	60	莴笋	62
鹅蛋	87	海蟹	55	竹笋	63
鸡蛋	87	河蟹	42	百合	82
鸭蛋	87	三文鱼肉	100	杏鲍菇	100

注：数据来源于《中国食物成分表》标准本第六版，2018年（第一册，第二册）。

同类食材替换的重量

在生活中，原封不动地照搬食谱是比较难的，因为很多食材受地域性和季节性限制，有时可能买不到，或者干脆不喜欢吃。这时可以把食谱中的某种食物替换为其他同类食物，要注意，同类食物才能替换，比如，一种蔬菜替换另一种蔬菜，一种水果替换另一种水果，一种主食替换另一种主食，一种肉类或鱼虾替换另一种肉类或鱼虾，它们的营养特点很接近。不同类别的食物营养价值差别较大，不能互相替换，比如，不能用水果替换蔬菜，也不能用肉类替换主食或蔬菜，或者用主食类替换肉类或蔬菜。不过，有时可以用大豆制品替换肉类或奶类。

同类食物替换时，大多数情况下可以按等量（可食部相等）原则进行，比如50克猪瘦肉替换为50克牛瘦肉或鸡肉；40克大米替换为40克面粉或杂粮；100克菠菜替换为100克油菜；100克苹果替换为100克橘子（均以可食部计，下同）。但有些情况下不能等量替换，比如，100克油菜可以替换为30克胡萝卜或140克冬瓜（这也意味着30克胡萝卜可以替换为140克冬瓜）；100克牛奶可以替换为75克酸奶或10克奶粉（这也意味着75克酸奶可以替换为10克奶粉）；100克豆腐可以替换为380毫升豆浆或60克豆腐干（这也意味着60克豆腐干可以替换为380毫升豆浆）。这种"不等量"互换的依据是它们提供的能量大致相等，毕竟控制总能量摄入是糖尿病饮食的重中之重。

表5-3给出了同类食物互换的参考比例，为了使用方便，该表格中大部分数据都是取整近似的。想把某日食谱中的某种食物替换为另一种同类食材时，可以参考表5-3中的比例进行折算。使用时要注意这些重量都是指可食部的生重（特别注明的除外）。

表 5-3　同类食物替换参考比例

食物	可替换重量（克）	食物	可替换重量（克）	食物	可替换重量（克）
主食类		**肉类鱼虾**		**蔬菜类**	
大米	50	猪瘦肉	50	油菜	100
米饭（熟）	110	牛瘦肉	50	冬瓜	140
小麦粉	50	羊瘦肉	50	生菜（叶用莴苣）	120
馒头	75	牛肉（五花）	50	娃娃菜	100
玉米面 / 玉米糁	50	鸡肉	50	海带（江白菜，鲜）	100
燕麦	45	鸡胸脯肉	60	小白菜（青菜，白菜）	100
小米	50	鸭肉	30	番茄（西红柿，番柿）	100
薏米	50	猪肝	50	油菜心	100
高粱米	50	羊肉（肥瘦相间）	35	绿豆芽	100
荞麦面	50	猪肉（肥瘦相间）	25	蕹菜（空心菜）	100
挂面	50	猪排	30	黄瓜（胡瓜）	100
面条（熟）	160	酱牛肉	30	韭菜	100
绿豆	50	鲳鱼	50	韭芽（韭黄）	100
红小豆	50	带鱼	50	茼蒿	100
芸豆	50	鲅鱼	50	圆白菜（卷心菜）	100
蚕豆（去皮）	50	草鱼	60	菠菜	100
鲜玉米	150	鲫鱼	60	白菜薹（菜薹菜心）	100
马铃薯（土豆，熟）	250	鲤鱼	60	西蓝花（绿菜花）	80
红薯（地瓜，熟）	200	鲽鱼	60	青椒（灯笼椒）	80
水果		鲢鱼	60	彩椒	80
苹果	100	黄花鱼	60	西葫芦	80
梨	100	鳕鱼	60	菜花（花椰菜）	80
桃	100	鲈鱼	60	大白菜	80
橘子	100	虾	70	苦瓜（凉瓜，癞瓜）	80

215

食物	可替换重量（克）	食物	可替换重量（克）	食物	可替换重量（克）
菠萝	100	螃蟹	70	芹菜（茎）	80
橙子	100	鲍鱼	70	茄子	80
柑	100	牡蛎	70	秋葵（黄秋葵，羊角豆）	80
樱桃	100	海参	70	苋菜（紫苋，红苋）	80
杧果	100	扇贝	100	油豆角（多花菜豆）	80
火龙果	100	蛤蜊（花蛤）	100	荷兰豆	80
葡萄	100	鸡蛋	50	芸豆（鲜）	80
西瓜	150	**大豆制品**		四季豆（菜豆）	80
草莓	150	豆腐（老）	100	南瓜（饭瓜，番瓜，倭瓜）	60
木瓜	150	豆腐（嫩）	130	青萝卜	60
葡萄柚（西柚）	150	内酯豆腐	230	胡萝卜	30
哈密瓜	150	豆腐干	60	**奶类**	
桂圆（鲜）	75	豆浆	380	牛奶	100
荔枝	75	素鸡	60	酸奶	75
猕猴桃	75	腐竹	25	羊奶	100
香蕉	50	豆浆粉	25	奶粉	10
枣（鲜）	40	豆腐脑	700	奶酪	15

注：该表格中数据由作者综合考虑能量和重点营养素对食谱的贡献，并取整近似后确定，仅供参考，不能代替《中国食物成分表》中的准确数据。

快速上手的血糖管理推荐菜肴

为了更好地落实第三章的糖尿病示范食谱，我们在本节介绍食谱中一些主食和菜肴的烹调方法。需要说明的是，这里主食或菜肴都是针对单人份的，原料重量较少，这有可能不符合真实的生活场景。在实际生活中，糖尿病患者可能要跟家人一起就餐，或者一次多做一些菜肴放冰箱保存，然后分次食用，这时可以按比例增加菜肴或主食中原料的重量，烹调方法基本不变，做好之后分餐食用即可。

主食类

1. 红豆米饭

原料	重量（g）	辅料	重量
大米	35		
红小豆	35		

❶ 红小豆提前浸泡 8～10 小时。可以在前一天晚上睡前将红豆加水放入冰箱冷藏，第二天早上即可使用。或者早上上班前将红豆泡上，下班后即可使用。

❷ 大米和泡好的红小豆一起冲洗干净，加水，放入电饭锅，选杂粮米功能进行蒸煮即可。待蒸煮完成后再焖 10 分钟可获得更佳口感。

❸ 红豆米饭可以一次多做几份，大米、红豆、水量等比例翻倍，然后平均分成若干等份，放入冰箱中冷藏或冷冻，每次食用前用微波炉加热即可。

2. 燕麦糙米饭

原料	重量（g）	辅料	重量
大米	20		
糙米	20		
燕麦	10		

❶ 将大米、糙米、燕麦冲洗干净后加入 70 克水（米：水 =1：1.4），放入电饭锅选杂粮米功能进行蒸煮。待蒸煮完成后再焖 10 分钟可获得更佳

口感。

❷ 燕麦糙米饭可以一次多做几份，大米、糙米、燕麦、水量等比例翻倍，然后平均分成若干等份，放入冰箱中冷藏或冷冻，每次食用前用微波炉加热即可。

3. 三色藜麦米饭

原料	重量（g）	辅料	重量
藜麦	30		
玉米糁（黄）	30		
大米	30		

❶ 将大米、玉米糁、藜麦淘洗干净后加入 130 克水（米：水 =1 ： 1.4），放入电饭锅选杂粮米功能进行蒸煮。待蒸煮完成后再焖 10 分钟可获得更佳口感。

❷ 三色藜麦米饭可以一次多做几份，大米、玉米糁、藜麦、水量等比例翻倍，然后平均分成若干等份，放入冰箱中冷藏或冷冻，每次食用前用微波炉加热即可。

4. 五彩炒饭

原料	重量（g）	辅料	重量
糙米	50	油	5g
大米	50	盐	1g
黄瓜	20	葱	10g
胡萝卜	20		
香菇	20		
鲜玉米	20		
鸡蛋	50		

❶ 先将大米、糙米做成糙米饭。黄瓜、胡萝卜、香菇分别切丁，备用。

❷ 准备一锅开水，将黄瓜丁、胡萝卜丁、香菇丁、新鲜玉米粒焯水后过凉，备用。

❸ 鸡蛋打散，搅拌均匀，备用。

❹ 起锅，锅热后加入食用油，倒入蛋液，鸡蛋炒熟后加入糙米饭翻炒均匀，加入黄瓜丁、香菇丁、胡萝卜丁、玉米粒，继续翻炒均匀，最后加入盐、葱花调味即可。

5. 燕麦杂粮粥

原料	重量（g）	辅料	重量
燕麦	20		
糙米	20		
大米	10		

❶ 燕麦、糙米、大米淘洗干净后加适量水，放入电饭煲，将电饭煲设置成煮粥模式即可。

❷ 也可以用普通蒸锅或砂锅直接熬煮至浓稠度合适。但熬煮时要注意搅拌，避免烟锅。

❸ 可以提前将燕麦、糙米浸泡 6 ～ 8 小时，更容易熟烂。

6. 小米藜麦粥

原料	重量（g）	辅料	重量
小米	15		
藜麦	10		

❶ 藜麦、小米淘洗干净后加适量水，放入电饭煲，将电饭煲设置成煮粥模式即可。

❷ 也可以用普通蒸锅或砂锅直接熬煮至浓稠度合适即可。但熬煮时注意搅拌，避免烟锅。

7. 小米山药百合粥

原料	重量（g）	辅料	重量
小米	30	枸杞	3g
山药	30	百合	5g

❶ 新鲜百合清洗干净后掰成小片，山药去皮后切小块，枸杞清洗干净，备用。

❷ 小米淘洗后和百合、山药、枸杞一起放入电饭煲，加适量清水，将电饭煲设置成煮粥模式即可。也可以用普通蒸锅或砂锅直接熬煮至浓稠度合适，但熬煮时注意搅拌，避免煳锅。

8. 全麦豆沙包

原料	重量（g）	辅料	重量
全麦面粉	40	酵母	3g
红小豆	25		

以下步骤是按照一次做 10 个全麦豆沙包备料，具体做法如下。

❶ 取 250 克温水（不要超过 40℃），加 3 克酵母搅拌均匀，酵母化开后放置一旁备用。

❷ 取全麦面粉 400 克，缓慢加入酵母水，一边加水一边搅拌揉面，最后揉成表面光滑的面团即可。盖上保鲜膜放到温暖的地方发酵 1 ~ 2 小时，待面团发酵到原始体积 2 倍大小就可以了，也可以放到烤箱中用发酵功能发酵。

❸ 红豆 250 克洗干净，提前泡一晚。把红豆倒入锅里煮，大火烧开转中小火煮至红豆软烂。将煮好的红豆捣碎，继续小火熬煮，逐渐收汁熬成豆沙（注意保留豆皮）。将煮好的豆沙平均分成 10 份，搓成圆球，备用。

❹ 把发酵好的面团拿出来轻轻地揉片刻，分割成 10 个大小均匀的小圆球，用手压扁后将豆沙馅包在其中，做成豆沙包摆放在蒸屉上（蒸屉上最好放蒸布防止粘锅），继续醒发 20 分钟。

⑤ 20 分钟后开火烧水，水开上汽后蒸 20 分钟，豆沙包就蒸好了。

⑥ 蒸好后关火，继续焖 3 ~ 5 分钟，待蒸汽消散后开盖取出豆沙包即可。

9. 红豆玉米发糕

原料	重量（g）	辅料	重量
红小豆	10	酵母粉	3g
玉米面	20		
小麦粉	20		

❶ 红小豆先泡好并煮熟，用一小碗温水将酵母化开，备用。

❷ 玉米面和面粉混合均匀，加入酵母水搅拌均匀，一边和面一边加水，调成较为黏稠的面糊，再加入煮好的红豆，混合均匀后放入模具中，轻轻排出气泡。

❸ 锅中加水，水开上汽后蒸 20 分钟。

❹ 蒸好后关火，继续焖 3 ~ 5 分钟，待蒸汽消散后开盖取出即可。

10. 彩椒虾仁意面

原料	重量（g）	辅料	重量
意大利面	40	油	6g
虾仁	50	葱	3g
彩椒	50	姜	5g
西红柿	150	盐	1g
口蘑	20		

❶ 彩椒清洗干净后切成小丁，口蘑切块，西红柿切丁，葱、姜切丝，备用。冻虾仁自然解冻，沸水锅中放一小勺料酒，将虾仁放入沸水中煮10 ~ 15 秒，捞出备用。

❷ 起锅，锅热后加油，放葱、姜爆锅，倒入西红柿丁，待西红柿丁翻炒出汁后加入虾仁、彩椒、口蘑翻炒 1 ~ 2 分钟，加盐调味，备用。整

道菜翻炒时间不要太长，尽量保证爽脆的口感。

❸ 烧一锅开水，放几滴油，水开后放入意大利面（通心面），适当搅拌，煮 15 分钟左右。捞出面条放入碗中，拌上炒好的彩椒虾仁即可食用。可根据个人口味加入黑胡椒粉、辣椒油等调味。

11. 虾仁炒意大利面

原料	重量（g）	辅料	重量
虾仁	45	油	4g
西红柿	40	盐	1g
洋葱	30	黑胡椒粉	1g
意大利面	50		

❶ 洋葱、西红柿洗净后切丁，备用。

❷ 冻虾仁自然解冻，沸水锅中放一小勺料酒，将虾仁放入沸水中焯 10 ~ 15 秒，捞出备用。

❸ 烧一锅开水，放几滴油，水开后放入意大利面，适当搅拌，煮 15 分钟左右，将面条捞出，备用。

❹ 另起锅，锅热后加油，放入洋葱翻炒至稍微变色，倒入西红柿丁，待西红柿丁翻炒出汁后加入虾仁翻炒 1 分钟，然后加入煮好的意大利面翻炒均匀，最后加盐、黑胡椒粉调味即可。

12. 西红柿炒意大利面

原料	重量（g）	辅料	重量
意大利面	60	油	3g
西红柿	40	盐	1g
洋葱	30	番茄酱	10g
		黑胡椒粉	1g

❶ 洋葱、西红柿洗净后切丁，备用。

❷ 烧一锅开水，放几滴油，水开后放入意大利面，适当搅拌，煮 15

分钟左右，将面条捞出，备用。

❸ 另起锅，锅热后加油，放入洋葱翻炒至稍微变色，倒入西红柿丁、番茄酱，待西红柿丁翻炒出汁后加入煮好的意大利面翻炒均匀，加盐、黑胡椒粉调味即可。

13. 黑椒牛肉酱意大利面

原料	重量（g）	辅料	重量
意大利面	70	油	4g
牛里脊肉	40	盐	1g
洋葱	30	番茄酱	20g
		黑胡椒粉	2g

❶ 牛里脊肉、洋葱洗净后切小丁，备用。

❷ 烧一锅开水，放几滴油，水开后放入意大利面，适当搅拌，煮15分钟左右，将面条捞出，备用。

❸ 另起锅，锅热后加油，放入洋葱爆锅，然后加入牛肉粒翻炒至全熟，加番茄酱、盐、适量水、黑胡椒粉，炒制成黑胡椒牛肉酱。

❹ 将黑胡椒牛肉酱倒在煮好的意大利面上，搅拌均匀即可食用。

14. 西红柿肉末意面

原料	重量（g）	辅料	重量
意大利面	80	油	5g
猪里脊肉	50	盐	1g
洋葱	50	番茄酱	15g
西红柿	50	黑胡椒粉	1g

❶ 洋葱、西红柿、里脊肉洗净后切丁，备用。

❷ 烧一锅开水，放几滴油，水开后放入意大利面，适当搅拌，煮15分钟左右，将面条捞出，备用。

③ 另起锅，锅热后加油，加入洋葱翻炒至稍微变色，倒入肉丁，待肉丁炒熟后加入西红柿丁、番茄酱、盐、黑胡椒粉翻炒制成西红柿肉末酱。最后将酱汁倒在煮好的意大利面上即可食用。

15. 西红柿虾仁炒意大利面

原料	重量（g）	辅料	重量
意大利面	100	油	4g
西红柿	50	盐	1g
虾仁	50	黑胡椒粉	1g
洋葱	20		

① 洋葱、西红柿洗净后切丁，备用。

② 冻虾仁自然解冻，沸水锅中放一小勺料酒，将虾仁放入沸水中焯10 ~ 15 秒，捞出备用。

③ 烧一锅开水，放几滴油，水开后放入意大利面，适当搅拌，煮 15 分钟左右，将面条捞出，备用。

④ 另起锅，锅热后加油，加入洋葱翻炒至稍微变色，倒入西红柿丁，待西红柿丁翻炒出汁后加入虾仁翻炒 1 分钟，然后加入煮好的意大利面翻炒均匀，加盐、黑胡椒粉调味即可。

16. 蔬菜意大利面

原料	重量（g）	辅料	重量
意大利面	80	油	5g
洋葱	20	盐	1g
西红柿	50	番茄酱	20g
意大利面酱	15	黑胡椒粉	1g

① 洋葱、西红柿洗净后切丁，备用。

② 烧一锅开水，放几滴油，水开后放入意大利面，适当搅拌，煮 15

分钟左右，将面条捞出，备用。

❸ 另起锅，锅热后加油，加入洋葱翻炒至稍微变色，倒入西红柿丁、番茄酱、盐、意大利面酱、黑胡椒粉翻炒成酱汁，最后加入煮好的意大利面翻炒均匀即可。

17. 排骨豆角焖面

原料	重量（g）	辅料	重量
荞麦面	70	油	5g
豆角（鲜）	60	生抽	4g
排骨（排小骨）	50	葱	20g
		姜	10g
		香菜	10g

❶ 新鲜豆角择去筋，用手掰成 2 ～ 3 段，葱切碎，姜切片，备用。

❷ 排骨清洗干净，凉水下锅，大火烧开后再煮 5 分钟，同时去除表面血沫，然后将焯好的排骨捞出，沥干水分，备用。

❸ 荞麦面条用开水煮熟，沥干水分，备用。

❹ 另起锅，锅烧热后加油，放葱（留一点出锅前使用）、姜爆锅，放入焯好的排骨块翻炒 3 分钟，淋入生抽，继续翻炒 2 分钟，放入豆角和排骨一起翻炒至豆角变成翠绿色。加水（水要没过豆角和排骨），盖上锅盖，中火炖 15 分钟。

❺ 打开锅盖，将煮好的荞麦面条铺在豆角排骨上，盖上锅盖，中小火焖 15 分钟左右。汤汁收干后，把面条和豆角、排骨拌匀，撒上葱花、香菜即可。

18. 肉末茄子焖面

原料	重量（g）	辅料	重量
茄子	60	油	5g
猪里脊肉	30	生抽	4g

原料	重量（g）	辅料	重量
胡萝卜	20	葱	10g
全麦面粉	60	蒜	2瓣

❶ 猪里脊肉、茄子切丁，胡萝卜去皮切丁，葱切碎，蒜切片，备用。

❷ 全麦面粉加水和成面团，擀成薄片后切成面条。烧一锅开水煮面，面条煮好后沥干水分，备用（面条可以自己制作，也可以买现成的）。

❸ 起锅，烧热油，放葱（留一点出锅前使用）、蒜爆香，然后加入肉丁炒至肉丁变色，淋入生抽继续翻炒片刻。放入胡萝卜丁、茄子丁一起翻炒均匀，然后加2碗水，盖上锅盖中火炖10分钟，肉末茄丁就做好了。

❹ 打开锅盖，将煮好的全麦面条铺在肉末茄丁上，盖上锅盖，中小火焖15分钟左右。汤汁收干后，把面条和肉末茄丁拌匀，撒上葱花即可食用。

19. 羽衣甘蓝肉丝面

原料	重量（g）	辅料	重量
意大利面	90	油	4g
西红柿	40	生抽	4g
洋葱	20	黑胡椒粉	1g
猪里脊肉	70		
羽衣甘蓝	60		

❶ 猪里脊肉、西红柿、洋葱切丁，羽衣甘蓝洗净撕成小块，葱切段，姜切片，备用。

❷ 烧一锅开水，放几滴油，水开后放入意大利面，适当搅拌，煮15分钟左右，将面条捞出，备用。

❸ 起锅，烧热油，放洋葱炒香后加入肉丁，炒至肉丁变色后放入西红柿丁翻炒至出汁，再将羽衣甘蓝、煮好的意大利面一起放入锅中翻炒，加生抽、黑胡椒粉调味即可。

20. 鲜虾蔬菜荞麦面

原料	重量（g）	辅料	重量
海虾	50	油	5g
油菜	70	盐	1g
金针菇	50	葱	10g
荞麦面	60	番茄酱	5g

❶ 冻虾仁自然解冻，沸水锅中放一小勺料酒，将虾仁放入沸水中焯 10 ~ 15 秒，捞出备用。

❷ 油菜清洗干净后纵向切成两半，金针菇去根清洗干净后切成两段，大葱切碎，备用。

❸ 烧一锅开水，水开后放入荞麦面条，适当搅拌，煮 15 分钟左右，将面条捞出，放入碗中备用。

❹ 另起锅，锅热后加油，放葱花爆锅，加入油菜、金针菇翻炒均匀，再加入虾仁、番茄酱、盐翻炒 1 分钟，加入一碗水，水开后将其倒入煮好的荞麦面条中即可。

21. 西红柿鸡蛋荞麦面

原料	重量（g）	辅料	重量
荞麦面	70	油	7g
鸡蛋	50	盐	1g
西红柿	40	葱	3g
油菜	80	蒜	2 瓣
金针菇	20	香菜	5g

❶ 西红柿去皮切小块，油菜清洗干净后纵向切成两半，金针菇去根洗净后切成两段，葱切段，蒜切片，香菜切末，备用。

❷ 鸡蛋打碎后放入碗中，加入少许盐，搅打均匀。

❸ 起锅，锅热后加入油，滑入鸡蛋液，待鸡蛋凝固后，用铲子把鸡

蛋划成小块。倒入切好的西红柿丁，与鸡蛋混合翻炒 1 ~ 2 分钟后加入 2 碗水，然后加入油菜、金针菇、盐，水开后加入荞麦面，待面条煮熟后即可出锅。出锅前撒入香菜末调味。

22. 全麦鸡蛋蔬菜饼

原料	重量（g）	辅料	重量
全麦面粉	50	油	3g
鸡蛋	50	盐	1g
圆白菜	40	白胡椒粉	1g

❶ 圆白菜清洗干净，切细丝，备用。

❷ 全麦面粉中加入鸡蛋、圆白菜丝、盐、白胡椒粉，搅拌成均匀的面糊，备用。

❸ 起锅（平底锅），锅热后表面涂抹一层油，然后将和好的面糊倒入锅中，煎至两面金黄即可。

23. 胡萝卜丝土豆饼

原料	重量（g）	辅料	重量
全麦面粉	60	油	4g
土豆	40	盐	1g
胡萝卜	30	白胡椒粉	0.5g

❶ 土豆清洗干净，去皮后切成细丝，用清水浸泡 20 分钟，备用。

❷ 胡萝卜洗净后去皮切成细丝，备用。

❸ 全麦面粉中加入适量水、土豆丝、胡萝卜丝、盐、白胡椒粉，搅拌成均匀的面糊，备用。

❹ 起锅（平底锅），锅热后表面涂抹一层油，将和好的面糊倒入锅中，煎至两面金黄即可。

24. 西葫芦鸡蛋饼

原料	重量（g）	辅料	重量
鸡蛋	50	油	2g
全麦面粉	50	盐	1g
胡萝卜	10	白胡椒粉	0.5g
西葫芦	50		

❶ 西葫芦清洗干净，纵向切成两半，去除中间的瓤，切成细丝；胡萝卜洗净后切成细丝，备用。

❷ 鸡蛋打散，加入全麦面粉和成稀面糊，然后加入西葫芦丝、胡萝卜丝、白胡椒粉搅拌均匀，备用。

❸ 起锅（平底锅），锅热后表面涂抹一层油，将和好的面糊倒入锅中，煎至两面金黄即可。

25. 燕麦鸡蛋饼

原料	重量（g）	辅料	重量
燕麦	80	油	3g
鸡蛋	60		
纯牛奶	150		

❶ 将鸡蛋、牛奶和燕麦三者混合，搅拌成均匀的糊状，放置10分钟，备用。

❷ 起锅（平底锅），锅热后表面涂抹一层油，将牛奶鸡蛋燕麦糊倒入锅中，煎至两面金黄即可。

26. 菠菜软饼

原料	重量（g）	辅料	重量
小麦淀粉	40	油	3g

原料	重量（g）	辅料	重量
马铃薯淀粉	40	盐	1g
菠菜	50		

❶ 菠菜去根清洗干净，焯水后沥干水分，切成小段，备用。

❷ 将菠菜、小麦淀粉、马铃薯淀粉混合均匀，加入水、盐，调成比较浓稠的面糊。

❸ 起锅（平底锅），锅热后表面涂抹一层油，将面糊放入锅中，煎至两面金黄即可。

27. 水晶鸡蛋蒸饺

原料	重量（g）	辅料	重量
小麦淀粉	30	油	4g
马铃薯淀粉	30	生抽	4ml
韭菜	40		
鸡蛋	50		

❶ 和面皮：小麦淀粉和马铃薯淀粉混合后加入沸水，用筷子搅拌，稍凉一会儿后用手使劲揉，揉至面团光滑，包上保鲜膜静置20分钟，备用。

❷ 准备馅料：起锅，锅热后加入油，将鸡蛋煎熟，然后用铲子将鸡蛋捣成小碎块，韭菜清洗干净，切碎。待鸡蛋凉透之后，加入韭菜、生抽、油调成韭菜鸡蛋馅，备用。

❸ 将醒好的面团搓成长条，切成小剂子，擀成面皮，加入韭菜鸡蛋馅，做成饺子形状。

❹ 起锅，加水，蒸屉铺上油纸，将包好的饺子放入蒸屉，水开后大火蒸15分钟即可。

28. 莜面鱼

原料	重量（g）	辅料	重量
莜麦面	90	油	4g
鸡蛋	60	盐	1g
西红柿	50	葱	10g
		蒜	2 瓣

❶ 莜麦面和开水混合，揉成光滑面团，把面团搓成长条状，然后捏成一个一个小面块，将小面块搓成两头尖尖的长条形状，即鱼的形状，边搓边放到锅里，水开后小火慢煮至熟（也可以将莜面鱼摆放在蒸屉上蒸熟）。

❷ 西红柿去皮切丁，葱切碎，蒜切片，备用。

❸ 起锅，锅热后加油，放葱（留一点出锅前使用）、蒜爆锅，加入鸡蛋炒熟，并把鸡蛋划碎，然后加入西红柿丁，大火翻炒至西红柿出汁，加入两碗水，水烧开后加入煮好的莜面鱼，小火煮 5 分钟，加入盐、葱花即可出锅。

29. 牛油果西多士

原料	重量（g）	辅料	重量
全麦面包	50	油	2g
牛油果	20	盐	1g
鸡蛋	50	黑胡椒粉	0.5g

❶ 牛油果去皮、去核后用勺子把果肉压成泥，在牛油果泥内加入适量盐和黑胡椒粉，拌匀。把调好味的牛油果泥均匀地涂抹在全麦切片面包上，用两片面包把牛油果泥包裹上，备用。

❷ 鸡蛋打散，搅拌均匀，然后在面包表面均匀地涂抹上鸡蛋液，备用。

❸ 起锅（平底锅），锅内倒入油，油热后用中火把面包片煎至两面金黄，起锅对半切开即可。

30. 鸡蛋炒三文鱼

原料	重量（g）	辅料	重量
鸡蛋	30	油	2g
三文鱼	50	盐	1g
		柠檬	半个
		葱	3

❶ 三文鱼解冻后沥干水分，切成 2 厘米～ 3 厘米见方的小块，用少许柠檬汁腌制 10 分钟（腌制三文鱼时用少量柠檬汁可起到去腥作用，也可以用几滴白醋代替），备用。鸡蛋打散，搅拌均匀，备用。

❷ 起锅，锅热后加入食用油，倒入蛋液，将鸡蛋炒至八九分熟时关火。把炒好的鸡蛋盛出，备用。

❸ 再次起锅（不粘锅无须放油），锅热后放入三文鱼，小火轻微煎至两面金黄，加入炒好的鸡蛋翻炒 1 分钟，加盐调味即可出锅。

31. 西蓝花炒三文鱼

原料	重量（g）	辅料	重量
三文鱼	30	油	5g
西蓝花	100	盐	1g
		柠檬	半个

❶ 三文鱼解冻后沥干水分，切成小块，用少许柠檬汁腌制10分钟，备用。

❷ 西蓝花洗净后切成小朵，锅中多加一些水，水中加少许油和盐（注意，不计入本餐油和盐总量），水烧开后加入西蓝花，待西蓝花快熟时捞出沥干水分，备用。

❸ 起锅，锅热后加入三文鱼，小火轻微煎至三文鱼两面金黄，加入西蓝花翻炒 1 分钟，加盐调味即可出锅。

32. 三文鱼炖豆腐

原料	重量（g）	辅料	重量
三文鱼	60	油	4g
豆腐	60	盐	1g
		葱	5g
		姜	5g
		柠檬	半个

❶ 新鲜三文鱼切成小块，用少许柠檬汁腌制 10 分钟，豆腐切成三文鱼大小的方块，葱、姜切丝，备用。

❷ 起锅，锅热后加少许油，放入葱、姜爆香，放入切好的三文鱼煎至两面略微金黄，再放入切好的豆腐，轻轻翻炒一下，然后加入盐和适量水（没过鱼和豆腐即可），盖上锅盖小火炖 10 ～ 15 分钟，适当收汁即可。

33. 豆豉苦瓜炒三文鱼丁

原料	重量（g）	辅料	重量
三文鱼	80	油	4g
苦瓜	40	盐	1g
洋葱	20	淡豆豉	10
		柠檬	半个

❶ 新鲜三文鱼切成小块，用少许柠檬汁腌制 10 分钟，备用。

❷ 苦瓜切丁后焯水，豆豉提前泡 10 分钟，洋葱切丁，备用。

❸ 起锅，锅热后加油，将三文鱼放入锅中轻煎至两面金黄，加入苦瓜丁、豆豉、洋葱丁一起翻炒均匀，加盐调味即可。

34. 三文鱼蔬菜沙拉

原料	重量（g）	辅料	重量
三文鱼	40	油	5g

原料	重量（g）	辅料	重量
苦菊	40	盐	1g
圣女果	30	柠檬沙拉汁	10ml
黄瓜	30	柠檬	半个

❶ 新鲜三文鱼切成小块，用少许柠檬汁腌制 10 分钟；起锅，锅热后加油，将三文鱼放入锅中轻煎至两面金黄，备用。

❷ 苦菊清洗后切成小段，黄瓜洗净后切片，圣女果洗净后切成两瓣，备用。

❸ 将煎好的三文鱼、苦菊、圣女果和黄瓜放入碗中，加盐、柠檬沙拉汁混合均匀即可食用。

35. 清蒸三文鱼

原料	重量（g）	辅料	重量
三文鱼	75	柠檬	半个
		盐	1
		黑胡椒碎	1g

❶ 新鲜三文鱼切块后用柠檬汁腌制 10 分钟，备用。

❷ 锅中放水，烧开后将腌制好的三文鱼上锅蒸 10 分钟，食用前撒盐、黑胡椒碎即可。

36. 黑胡椒三文鱼

原料	重量（g）	辅料	重量
三文鱼	70	油	4g
		盐	1g
		黑胡椒碎	1g
		柠檬	半个

❶ 新鲜三文鱼用厨房纸擦干水，均匀地抹上食盐，用少许柠檬汁腌

制 3 ～ 5 分钟。

❷ 不粘锅中加入油，待锅热后放入三文鱼，煎至两面金黄即可出锅。可根据个人喜好撒黑胡椒碎调味即可。

37. 香煎三文鱼沙拉

原料	重量（g）	辅料	重量
三文鱼	50	油	3g
生菜	30	盐	1g
西生菜	40	黑胡椒碎	2g
芦笋	30	柠檬沙拉汁	10ml
玉米（鲜）	20	柠檬	半个
彩椒	30		

❶ 新鲜三文鱼切成小块，用少许柠檬汁腌制 10 分钟；起锅，锅热后加少许油，将三文鱼放入锅中轻煎至两面金黄，备用。

❷ 西生菜、生菜洗净后用手撕成小块，彩椒洗净后切成细丝，备用。

❸ 芦笋清洗后去除老根，玉米粒解冻。烧一锅开水，水开后将芦笋和玉米粒分别焯水 30 秒，沥干水分备用。

❹ 取一个大碗，将煎好的三文鱼、西生菜、生菜、芦笋、玉米粒、彩椒丝放入碗中，加入盐、黑胡椒碎、柠檬沙拉汁、橄榄油，搅拌均匀即可食用。

38. 柠檬三文鱼

原料	重量（g）	辅料	重量
三文鱼	60	油	4g
柠檬	30	盐	1g
		黑胡椒碎	1g

❶ 新鲜三文鱼用厨房纸擦干水分，均匀地抹上食盐，挤少许柠檬汁

在三文鱼上，腌制3～5分钟。

❷ 不粘锅中加入油，待锅热后将三文鱼、柠檬片一起放入锅中，煎至三文鱼两面金黄即可出锅，可根据个人喜好撒黑胡椒碎调味。

39. 香煎三文鱼

原料	重量（g）	辅料	重量
三文鱼	70	油	2g
		盐	1g
		黑胡椒碎	1g
		柠檬	半个

❶ 新鲜三文鱼用厨房纸擦干水，均匀地抹上食盐，挤少许柠檬汁在三文鱼上，腌制3～5分钟。

❷ 不粘锅中加入油，待锅热后将三文鱼煎至两面金黄即可出锅。可根据个人喜好撒黑胡椒碎调味。

40. 金枪鱼牛油果沙拉

原料	重量（g）	辅料	重量
水浸金枪鱼	50	橄榄油	5g
牛油果	50	柠檬沙拉汁	10ml
西生菜	40	黑胡椒碎	1g
苦菊	30		
芦笋	100		
圣女果	50		
彩椒	30		
紫薯	150		

❶ 水浸金枪鱼罐头取肉，撕成细丝；牛油果去核、去皮，切成小块；西生菜洗净撕碎；苦菊洗净切段；芦笋去老根洗净后切斜片，焯水；圣女果对半切开；彩椒洗净后切丁；紫薯蒸熟去皮后切丁。

② 将所有食材放入一个稍大的碗中，倒入橄榄油、柠檬沙拉汁，撒上黑胡椒碎，搅拌均匀即可。

41. 鲜菇蒸鳕鱼

原料	重量（g）	辅料	重量
鳕鱼	50	橄榄油	4g
香菇	70	蒸鱼豉油	5g
		料酒	2g
		香菜	10g
		葱	10g

① 鳕鱼解冻后洗净，沥干水分；香菇洗净去蒂，切成薄片；葱、香菜切末。

② 取一个小碗，加入蒸鱼豉油、料酒、橄榄油，搅拌均匀调成汁。鳕鱼放入盘中，香菇片摆在鳕鱼上，均匀地浇上酱汁。

③ 锅中烧水，把鳕鱼放入蒸锅，大火烧开，上汽后蒸 6 ~ 8 分钟，关火，撒上葱末、香菜即可出锅。

42. 豆豉烧鲅鱼

原料	重量（g）	辅料	重量
鲅鱼	50	油	5g
五香豆豉	20	姜	10g
		蒜	3 瓣
		葱	10g
		料酒	5ml
		醋	3ml

① 鲅鱼洗净，剁成大块，葱切段，姜、蒜切片，用料酒将鲅鱼腌制20 分钟，备用。

② 起锅，锅热后放葱段、姜片、蒜片爆锅，加入豆豉煸炒出香味，放入鲅鱼段翻炒均匀后加醋去腥，再加一碗清水（没过鲅鱼即可），中小火炖 15 分钟，最后改大火烧至汤汁浓郁即可出锅。

43. 焖黄鱼

原料	重量（g）	辅料	重量
黄花鱼	100	油	4g
		生抽	4ml
		蚝油	5ml
		料酒	5ml
		姜	10g
		蒜	3 瓣
		香菜	10g

① 黄花鱼去鳞，开膛洗净，沥干水分，加料酒腌制 20 分钟。姜、蒜切片备用。

② 起锅，锅热后加入油，放姜片、蒜片爆锅，煸炒出香味，加入黄花鱼煎至两面金黄，然后加入生抽、蚝油、一碗清水，盖上锅盖，中小火焖制 20 分钟，改大火收汁，撒上香菜末即可出锅。

44. 清蒸鲈鱼

原料	重量（g）	辅料	重量
鲈鱼	100	油	3g
		蒸鱼豉油	5ml
		料酒	5ml
		姜	10g
		蒜	3 瓣

① 姜一半切片，一半切丝，蒜切片，备用。鲈鱼清洗干净，鱼身表面均匀地划几刀，加姜片、料酒腌制 20 分钟。

❷ 取一个长盘，盘上铺少许姜丝，然后将鱼放在姜丝上，鱼身的表面再加少许姜丝，备用。

❸ 起锅加水，将盘子放入蒸屉上，开大火，上汽后蒸 8～10 分钟，关火，取出蒸熟的鱼。

❹ 另起锅，加入适量油、蒸鱼豉油、姜丝、蒜片爆香后，趁热浇在鱼身上即可。

45. 香煎带鱼

原料	重量（g）	辅料	重量
带鱼	70	油	6g
		盐	1g
		葱	10g
		姜	10g

❶ 新鲜带鱼清洗干净后切段（可直接购买冷冻带鱼段），加葱末、姜丝、盐腌制 30 分钟，备用。

❷ 起锅，锅热后放油，然后将带鱼放入锅中，中小火煎至两面金黄即可。注意煎带鱼油温不宜太高，待一面煎熟后再煎另一面，尽量减少翻动。

46. 家焖带鱼

原料	重量（g）	辅料	重量
带鱼	80	油	3g
		生抽	4ml
		料酒	5ml
		蒜	2 瓣
		姜	10g

❶ 新鲜带鱼清洗干净后切段，蒜切片，姜切丝，备用。

❷ 起锅，锅热后加油，放姜、蒜炒香后加入带鱼，中小火煎至两面

金黄后加入生抽、料酒、水（没过带鱼的水量），焖煮 5 分钟，大火收汁即可出锅。

47. 芥味菠菜拌蚬子

原料	重量（g）	辅料	重量
菠菜	70	橄榄油	3g
魔芋丝	60	芥末	3g
河蚬	40	盐	1g
		陈醋	3ml

❶ 蚬子清水吐沙后冷水下锅，水沸后再煮两三分钟，蚬子开壳后马上取出，凉凉后取肉，备用。

❷ 菠菜洗净焯水，挤去水分后切段，魔芋丝洗净后沥干水分，备用。

❸ 把蚬子肉、菠菜和魔芋丝放入盆中，加橄榄油、盐、陈醋、芥末拌匀即可。

48. 牡蛎烧豆腐

原料	重量（g）	辅料	重量
牡蛎	25	油	5g
豆腐	60	盐	1g
		姜	5g
		蒜	2 瓣
		香菜	10g

❶ 牡蛎去壳取肉后用清水清洗 1 ~ 2 遍，沥干水分；豆腐切块，姜、蒜切末，香菜切碎，备用。

❷ 起锅，锅热后加油，放入姜、蒜爆香，接着放入豆腐，轻轻翻炒至豆腐定型，倒入牡蛎，加半碗清水、盐，水开后大火收汁，撒上香菜即可出锅。

49. 卤鸡腿

原料	重量（g）	辅料	重量
鸡腿	60	油	4g
		葱	10g
		姜	10g
		生抽	4ml
		老抽	3ml

❶ 鸡腿清洗去皮，在鸡腿上用刀划几道开口，加入葱、姜、生抽、老抽，腌制 20 分钟。

❷ 起锅，锅热后放油，将腌制好的鸡腿滑入锅内，加入适量水（水量要没过鸡腿），中火炖煮 10 ~ 15 分钟，再转大火收汁即可。

50. 三杯鸡

原料	重量（g）	辅料	重量
鸡肉	60	油	4g
油菜	20	姜	5g
		葱	5g
		大蒜	4 瓣
		蚝油	5ml
		米酒	5ml
		罗勒叶	4 片
		干辣椒	1 颗

❶ 鸡肉切块，葱切段，姜切片。将鸡肉、姜片、葱段放入开水中焯烫 2 分钟，鸡肉变色即可捞出，备用。油菜去根清洗干净后沥干水分，备用。

❷ 起锅，锅热后加油、放入整粒大蒜、干辣椒爆锅，然后放入蚝油、米酒，翻炒片刻，加入焯好的鸡肉、油菜，加入 1 碗水，大火烧开后收汁，最后放入新鲜罗勒叶稍微翻炒几下即可出锅。

51. 茭白拌鸡丝

原料	重量（g）	辅料	重量
鸡胸脯肉	50	香油	4g
茭白	60	盐	1g
青辣椒	10	陈醋	3ml
杏仁	10		

❶ 新鲜鸡胸脯肉煮熟后用手撕成细丝，杏仁碾碎，青辣椒切细丝，备用。

❷ 茭白切丝，放入开水中焯烫 30 秒，捞出备用。

❸ 将鸡丝、茭白丝、青辣椒丝放入一个碗中，加入盐、陈醋、香油搅拌均匀，最后撒上杏仁碎即可食用。

52. 香煎鸡胸肉

原料	重量（g）	辅料	重量
鸡胸肉	80	油	5g
		生抽	4ml
		黑胡椒粉	1g
		蒜	2 瓣

❶ 将鸡胸肉冲洗干净，撕去膜和油脂，用刀片成两片，备用。

❷ 把大蒜切成蒜末，放进小碗中，加生抽、黑胡椒粉、油搅拌均匀，鸡胸肉放入碗中，腌制 2 ～ 3 小时，或放冰箱冷藏过夜。准备鸡胸肉时，可以事先按照每份 50 克的重量先分割好，一次多腌制几份，每份独立放入密封袋，冷冻存储。下次使用时，解冻后可以直接煎制，大大缩短了前期准备时间。

❸ 煎制的时候，锅里不需要放油，锅烧热后，把鸡胸肉连同酱汁一起倒进锅中，全程小火，一面煎好后翻面继续小火煎另一面即可。鸡胸肉很容易熟，不建议大火，否则容易影响口感。

53. 芫爆羊肉

原料	重量（g）	辅料	重量
羊肉	50	油	4g
		生抽	5ml
		姜	10g
		葱	10g
		香菜	20

❶ 羊肉切丝，香菜洗净后切段，葱、姜切末，备用。

❷ 起锅，锅热后加入油，放葱、姜爆锅，然后加入羊肉丝快速炒香，加生抽调味，下香菜段翻炒均匀即可出锅。

54. 彩椒炒牛柳

原料	重量（g）	辅料	重量
牛里脊肉	40	油	4g
彩椒	30	生抽	5ml
		料酒	3ml
		姜	10g
		葱	10g

❶ 牛肉洗净后切成细丝，倒入料酒、生抽抓匀，腌制15分钟。各色彩椒洗净后切丝，葱切碎，姜切丝，备用。

❷ 起锅，锅热后倒入油，加葱、姜爆出香味后放入腌好的牛肉，待牛肉炒制变色后加入彩椒，翻炒片刻即可出锅。

55. 京酱肉丝

原料	重量（g）	辅料	重量
猪里脊	70	油	8g

原料	重量（g）	辅料	重量
水发木耳	20	生抽	5ml
		料酒	3ml
		蛋清	10g
		淀粉	3g
		大蒜	3瓣
		豆瓣酱	10g

❶ 猪里脊切丝后加入蛋清和淀粉抓拌 1 分钟，使肉丝上浆。起锅烧水，水沸后将肉丝轻轻滑入锅中，肉丝变色后捞出。木耳泡好后切丝，大蒜切片，备用。

❷ 起锅，锅热后加油，放入蒜片爆锅，加入豆瓣酱翻炒片刻，加入木耳丝，炒匀后即刻加入肉丝，炒匀肉丝后一起出锅装盘，搭配干豆腐、大葱、黄瓜、生菜等即可食用。

56. 五彩牛肉粒

原料	重量（g）	辅料	重量
牛肉	80	油	4g
杏鲍菇	20	生抽	5ml
胡萝卜	25	料酒	3ml
彩椒	50	葱	10g
		蒜	2瓣

❶ 牛肉洗净后切成丁，倒入料酒、生抽，用手抓匀，腌制 15 分钟。彩椒、杏鲍菇、胡萝卜分别切丁，葱切碎，蒜切片，备用。

❷ 起锅，锅热后倒入油，加葱、蒜爆出香味后放入腌好的牛肉粒，待牛肉翻炒变色后依次加入杏鲍菇丁、胡萝卜丁、彩椒丁，翻炒一会儿即可出锅。

57.彩椒炒牛肉粒

原料	重量（g）	辅料	重量
牛里脊肉	50	油	3g
彩椒	30	生抽	4ml
		料酒	3ml
		葱	适量

这道菜可参考"五彩牛肉粒"的做法，不再赘述。

58.茶树菇炒牛肉粒

原料	重量（g）	辅料	重量
茶树菇（干）	10	油	3g
牛里脊肉	50	生抽	4ml
彩椒	20	料酒	3ml
		蒜	3瓣

❶ 牛里脊肉洗净后切丁，倒入料酒、生抽用手抓匀，腌制15分钟。彩椒洗净后切丁，茶树菇提前泡发后切成小段，蒜切片，备用。

❷ 起锅，锅热后倒入油，加蒜片爆出香味后放入腌好的牛肉粒，待牛肉变色后加入彩椒、茶树菇翻炒至熟即可出锅。

59.小白菜海带炖排骨

原料	重量（g）	辅料	重量
小白菜	60	香油	3g
魔芋丝	30	生抽	4ml
排骨	50	葱	10g
海带	30	姜	10g
		香菜	5g

❶ 猪排骨清洗干净，冷水下锅，加入姜片、葱段，开火烧水，同时撇掉表面浮沫，排骨焯烫后捞出备用。

❷ 小白菜择洗干净，控干水分后切大段，海带、魔芋丝清洗干净后沥干水分，香菜切末，备用。

❸ 起锅，加足量的水，先将焯好的排骨、海带放进锅中，中小火炖煮至排骨软烂、海带变软，加盐调味，再放入小白菜、魔芋丝煮一会儿，最后加香油、生抽，撒上香菜末即可出锅。

60. 彩椒炒猪肝

原料	重量（g）	辅料	重量
猪肝	25	油	4g
洋葱	30	生抽	4ml
彩椒	40	淀粉	3g
		姜	10g
		蒜	2 瓣

❶ 猪肝洗净切片，加入蒜片、姜丝、淀粉，抓拌均匀，腌制 20 分钟，备用。彩椒、洋葱切块，备用。

❷ 起锅，锅热后倒入油，油热后滑入腌好的猪肝，大火快速翻炒，然后加入彩椒、洋葱翻炒，加生抽调味即可出锅。

61. 菠菜猪肝汤

原料	重量（g）	辅料	重量
菠菜	30	油	2g
猪肝	25	生抽	4ml
		葱	10g
		枸杞	2g
		蒜	2 瓣
		香菜	10g

① 新鲜猪肝洗净后切薄片，备用。菠菜去根，清洗干净后用开水焯烫 10 秒钟，捞出沥干水分，备用。

② 起锅，锅热后加入油，放葱末、蒜末爆锅，加入猪肝，翻炒至猪肝变色后加入一碗清水，水开后加入菠菜、枸杞，中小火煮 2 ~ 3 分钟，最后加香菜、生抽调味即可出锅。

62. 枸杞叶猪肝汤

原料	重量（g）	辅料	重量
枸杞叶	50	油	3g
猪肝	20	生抽	4g
		葱	10
		蒜	2 瓣
		香菜	10g

① 新鲜猪肝洗净后切薄片，枸杞叶洗干净切段，备用。

② 起锅，锅热后加入油，放葱末、蒜末爆锅，加入猪肝，翻炒至猪肝变色后加入一碗水，水开后加入枸杞叶，煮 1 ~ 2 分钟，加香菜、生抽调味即可出锅。

63. 西红柿菠菜豆腐猪肝汤

原料	重量（g）	辅料	重量
西红柿	80	油	4g
北豆腐	30	生抽	4ml
菠菜	80	葱	10g
猪肝	40	蒜	2 瓣
		香菜	10g

① 新鲜猪肝洗净后切薄片，北豆腐切块，西红柿洗净切成小块，备用。

② 菠菜去根，清洗干净后用开水焯烫 10 秒钟，捞出沥干水分，备用。

③ 起锅，锅热后加入油，放葱末、蒜末爆锅，加入猪肝，翻炒至猪肝变色后加入西红柿、豆腐、菠菜翻炒均匀，然后加入一碗水，开中小火煮 2 ～ 3 分钟，最后加香菜、生抽调味即可出锅。

64. 丝瓜猪肝瘦肉汤

原料	重量（g）	辅料	重量
丝瓜	50	油	2g
猪肉	40	盐	1g
猪肝	30	葱	10
		蒜	2 瓣
		香菜	10g

① 新鲜猪肝洗净后切薄片，猪肉切丝，丝瓜切丝，备用。

② 起锅，锅热后加入油，放葱末、蒜末爆锅，加入猪肝和瘦肉，翻炒至猪肝、瘦肉全部变色后加入一碗水，水开后加入丝瓜，大火煮 1 ～ 2 分钟，加盐、香菜调味即可出锅。

65. 萝卜丝西红柿鲜虾锅

原料	重量（g）	辅料	重量
西红柿	40	油	3g
金针菇	20	盐	1g
青萝卜	40	葱	10
虾仁	40	蒜	2 瓣
		香菜	10g

① 新鲜虾仁洗净后去虾线，沥干水分，备用。西红柿切丁，金针菇洗净后沥干水分，切段，青萝卜去皮切丝，备用。

② 起锅，锅热后加入油，放葱末、蒜末爆锅，加入西红柿丁，翻炒

出汁后依次加入金针菇、青萝卜丝、虾仁翻炒均匀，然后加入一碗清水，开中小火煮 5 ~ 7 分钟，最后加盐、香菜调味即可出锅。

66. 丝瓜魔芋鲜虾汤

原料	重量（g）	辅料	重量
海虾	20	油	2g
丝瓜	50	盐	1g
木耳	10	葱	10g
魔芋丝	20	蒜	2 瓣
		香菜	10g

❶ 新鲜海虾洗净后去虾线，沥干水分，备用。丝瓜切丝，木耳泡发后切丝，魔芋丝洗净，备用。

❷ 起锅，锅热后加入油，放葱末、蒜末爆锅，加入海虾，翻炒出香味后放丝瓜丝、木耳丝、魔芋丝翻炒均匀，然后加入一碗清水，开中小火煮 5 ~ 7 分钟，最后加盐、香菜调味即可出锅。

67. 菌菇豆腐鲜虾汤

原料	重量（g）	辅料	重量
白玉菇	50	油	5g
北豆腐	100	盐	1g
魔芋丝	100	葱	5g
海虾	50	蒜	2 瓣
西红柿	100	香菜	5g

❶ 新鲜海虾洗净后去虾线，沥干水分，备用。白玉菇撕成两半，北豆腐、西红柿切丁，魔芋丝清洗干净，备用。

❷ 起锅，锅热后加入油，放葱末、蒜末爆锅，加入海虾，翻炒出香味后加入西红柿丁翻炒，待西红柿翻炒出汁后依次加入魔芋丝、北豆腐、

白玉菇翻炒均匀，然后加入一碗清水，中小火煮 5 分钟，水开后加盐、香菜调味即可出锅。

68. 酸辣豆腐汤

原料	重量（g）	辅料	重量
小白菜	40	香油	2g
北豆腐	40	盐	1g
魔芋丝	30	陈醋	5ml
西红柿	30	葱	5g
鸡蛋	40	香菜	5g
		白胡椒粉	1g

❶ 小白菜洗净后切成两段，北豆腐切成小块，魔芋丝清洗干净后沥干水分，西红柿去皮切丁，鸡蛋打散，备用。

❷ 起锅，锅热后加入油，放葱末爆锅，加入西红柿翻炒至出汁，加入适量清水、豆腐、魔芋丝，大火烧开，淋入打散的蛋液，最后加入小白菜煮 1 分钟，加白胡椒粉、陈醋、盐、香油、香菜调味即可出锅。

69. 家常韭菜炒猪血

原料	重量（g）	辅料	重量
韭菜	50	油	4g
猪血	50	生抽	4ml
		葱	10
		蒜	2瓣

❶ 盒装猪血切块，韭菜洗净后沥干水分，切段，备用。

❷ 起锅，锅热后倒入油，放葱末、蒜末爆锅，加入猪血，大火快速翻炒至猪血九分熟，然后加入韭菜继续翻炒片刻，最后加生抽调味即可出锅。

70. 鸭血菌菇汤

原料	重量（g）	辅料	重量
鸭血	20	油	3g
香菇	20	盐	1g
娃娃菜	30	葱	5g
魔芋丝	20	蒜	2 瓣
		香菜	10g

❶ 盒装鸭血切小块，新鲜香菇洗净切丁，娃娃菜手撕成块状，魔芋丝洗净沥干水分，备用。

❷ 起锅，锅热后加入油，放葱末、蒜末爆锅，加入娃娃菜翻炒至菜叶变软，加一碗水，水开后加入鸭血、魔芋丝、香菇煮 5 分钟，加盐、香菜调味即可出锅。

71. 鸭杂粉丝汤

原料	重量（g）	辅料	重量
鸭血	50	油	3g
粉丝	10	盐	1g
小白菜	50	葱	5g
鸭肝	20	蒜	2 瓣
		香菜	10g

❶ 盒装鸭血切小块，粉丝提前泡好，小白菜洗净后切成两段，鸭肝洗净后切片，备用。

❷ 起锅，锅热后加入油，放葱末、蒜末爆锅，加入鸭肝，轻轻翻炒，待鸭肝变色后加一碗清水，水开后加入粉丝、小白菜、鸭血煮 5 分钟，加盐、香菜调味即可出锅。

72. 鸭血粉丝煲

原料	重量 (g)	辅料	重量
鸭血	50	油	4g
粉丝	20	盐	1g
油豆腐	10	葱	10g
鸡毛菜	60	蒜	2 瓣
		香菜	10g

❶ 盒装鸭血切小块，粉丝提前泡好，鸡毛菜洗净后沥干水分，油豆腐切成条状，备用。

❷ 起锅，锅热后加入油，放葱末、蒜末爆锅，加入鸭血，轻轻翻炒片刻，加一碗清水，水开后加入粉丝、油豆腐煮 5 ~ 7 分钟，然后加入鸡毛菜煮 1 分钟，最后加盐、香菜调味即可出锅。

73. 鸭血瘦肉豆腐煲

原料	重量 (g)	辅料	重量
鸭血	40	油	5g
猪里脊肉	20	盐	1g
北豆腐	60	葱	10g
油菜	60	蒜	2 瓣
		香菜	10g

❶ 盒装鸭血、豆腐切小块，猪里脊肉切丝，油菜洗净后纵向切成两半，备用。

❷ 起锅，锅热后加入油，放葱末、蒜末爆锅，加入里脊肉轻轻翻炒，待肉丝变色后加一碗清水，水开后加入鸭血、豆腐煮 5 分钟，然后加入油菜煮 1 分钟，最后大火收汁，加盐、香菜调味即可出锅。

74. 豆腐西红柿菌菇煲

原料	重量（g）	辅料	重量
西红柿	40	油	3g
北豆腐	80	盐	1g
金针菇	35	葱	10g
魔芋丝	40	蒜	2瓣
花蛤蜊	10	香菜	10g

❶ 花蛤蜊用清水浸泡吐沙，清洗干净；西红柿去皮切丁，豆腐切块，金针菇去根后切成两段，魔芋丝清洗干净并沥干水分，备用。

❷ 起锅，锅热后加油，倒入葱末、蒜末爆锅，加入西红柿丁翻炒至出汁，倒入金针菇、魔芋丝、豆腐块、花蛤蜊轻微翻炒，然后加一碗清水，大火煮2分钟，加盐、香菜调味即可出锅。

75. 煎豆腐

原料	重量（g）	辅料	重量
北豆腐	50	橄榄油	3g
		味极鲜	4ml

❶ 豆腐洗净后切成厚片，备用。

❷ 起锅，锅热后加油，轻轻滑入豆腐，小火煎至两面金黄，沿锅边淋入味极鲜调味，将两面均煎至入味即可出锅。

76. 三文鱼菠菜炖豆腐

原料	重量（g）	辅料	重量
三文鱼	50	油	3g
南豆腐	40	盐	1g
菠菜	50	葱	5g
		姜	5g
		柠檬	半个

❶ 新鲜三文鱼切小块，用少许柠檬汁腌制 10 分钟；豆腐切成小方块，备用。

❷ 菠菜去根后清洗干净，用开水焯烫 20 秒，捞出，沥干水分，备用。

❸ 起锅，锅热后加少许油，放入葱末、姜末爆香，然后放入切好的三文鱼煎至两面略微金黄，放入切好的豆腐，轻微翻炒一下（不要把豆腐翻碎），加入盐和适量水（水没过鱼和豆腐即可），盖上锅盖小火炖 10 分钟，加入菠菜，适当收汁即可。

77. 秋葵豆腐拌虾仁

原料	重量（g）	辅料	重量
秋葵	60	橄榄油	3g
虾仁	50	生抽	4ml
北豆腐	80	陈醋	5ml
		蒜	2 瓣

❶ 新鲜虾仁清洗干净，豆腐切丁，秋葵清洗干净，备用。

❷ 起锅烧水，水开后加入秋葵焯烫 30 秒，捞出，切段备用，继续用这锅水将虾仁焯熟（大约 1 分钟），备用。

❸ 将秋葵、虾仁、豆腐放入碗中，加入橄榄油、生抽、陈醋、蒜末搅拌均匀即可。

78. 拌双丝

原料	重量（g）	辅料	重量
海带丝	50	香油	1g
干豆腐	30	盐	1g
		白醋	5ml
		蒜	3 瓣

❶ 干豆腐切丝，海带丝（买现成的）洗净后用开水焯一下，备用。

❶ 把干豆腐丝和海带丝混合，加入蒜茸、盐、白醋、香油，搅拌均

匀即可食用。

79. 菜心腐竹炒瘦肉

原料	重量（g）	辅料	重量
菜心	60	橄榄油	3g
腐竹	10	生抽	4ml
猪里脊肉	50	葱	10g

❶ 腐竹提前用清水泡发 3 ～ 4 小时，菜心清洗干净，猪里脊肉切丝，备用。

❷ 起锅，锅热后加油，放葱花爆锅，加入肉丝翻炒，待肉丝变色后加入腐竹和菜心翻炒 1 ～ 2 分钟，然后加入生抽调味即可出锅。

80. 乌塌菜炒鸡蛋

原料	重量（g）	辅料	重量
乌塌菜	150	橄榄油	4g
鸡蛋	50	盐	1g
		葱	10g
		蒜	2 瓣

❶ 鸡蛋打散，搅拌均匀，乌塌菜洗净沥干水分，备用。

❷ 起锅，锅热后加入油，倒入蛋液，炒熟鸡蛋。

❸ 再次起锅，锅热后加油，放葱末、蒜末爆锅，然后倒入乌塌菜翻炒约 1 分钟，再加入炒好的鸡蛋翻炒 1 分钟，加盐调味即可出锅。

81. 秋葵蒸蛋羹

原料	重量（g）	辅料	重量
鸡蛋	50	橄榄油	3g
秋葵	20	味极鲜	4ml

❶ 鸡蛋打散，搅拌均匀。取适量温水加入蛋液中，边加水边搅拌，用小勺去除表面的气泡。

❷ 洗好的秋葵去根、去尖，切成薄片，轻轻摆放在鸡蛋液表面。碗上面蒙一层保鲜膜或者盖个盖子，可使鸡蛋羹更加滑嫩。

❸ 起锅加入清水，水开后将蛋液放入锅中，大火蒸 8 ~ 10 分钟即可。食用前加入橄榄油、味极鲜等调味。

82. 贝果鸡蛋蔬菜沙拉

原料	重量（g）	辅料	重量
全麦面粉	20	橄榄油	7g
小麦面粉	20	柠檬沙拉汁	10ml
苦菊	30	黑胡椒碎	1g
洋葱	15		
西红柿	30		
彩椒	20		
鸡蛋	50		

❶ 贝果可以自己在家制作，也可以在面包店购买。贝果制作方法如下：酵母用温水化开，将小麦面粉、全麦面粉和酵母水混合均匀后揉成面团，室温下醒发 30 分钟。将面团擀成长条，边缘压薄，卷成环形，收口捏紧，继续醒发 30 分钟。烤箱先以 220℃ 提前预热 10 分钟，然后设置上火 230℃，下火 200℃，将发酵好的贝果放入烤箱中烤 15 分钟左右。烤好的贝果取出冷却（吃不完可以冷冻密封保存，吃之前先取出回温复烤，180℃ 烤 5 分钟即可）。

❷ 苦菊清洗干净后撕成碎块，洋葱、彩椒切丝，西红柿横着切片，鸡蛋摊成饼后切丝，加橄榄油、柠檬沙拉汁、黑胡椒碎混合均匀，备用。

❸ 贝果剖开，在锅中加入少许油，轻轻煎至两面焦黄，然后将准备好的食材夹在中间即可食用。

83. 番茄菌菇汤

原料	重量（g）	辅料	重量
香菇	30	香油	1g
青椒	10	盐	1g
西红柿	30	葱	5g
水发木耳	15	蒜	2瓣
金针菇	20	香菜	5g

❶ 新鲜香菇清洗干净后切丁，西红柿去皮后切丁，木耳事先泡好后切丝，金针菇去根清洗干净后切成两段，青椒切碎，备用。

❷ 起锅，锅热后加油，放葱末、蒜末爆锅，加入西红柿丁煸炒至出汁，加入一碗清水，水开后加香菇、木耳、金针菇，小火煮5分钟，最后加入青椒碎、香菜、盐调味即可出锅。

84. 素罗宋汤

原料	重量（g）	辅料	重量
土豆	20	油	2g
胡萝卜	20	盐	1g
洋葱	10	陈醋	5ml
西红柿	20	香菜	5g
粉丝	10	白胡椒粉	1g

❶ 土豆、胡萝卜、洋葱、西红柿分别切丁，粉丝提前泡好，备用。

❷ 起锅，锅热后加入油，放洋葱丁爆锅，然后加入西红柿丁翻炒至出汁，加入适量清水，同时加入土豆丁、胡萝卜丁，待胡萝卜、土豆变软后加入粉丝，大火烧开，加白胡椒粉、盐、陈醋、香菜调味后即可出锅。

85. 酸辣汤

原料	重量（g）	辅料	重量
水发木耳	20	香油	3g
黄花菜	10	盐	1g
金针菇	30	陈醋	5ml
南豆腐	30	葱	5g
		香菜	5g
		白胡椒粉	1g

❶ 木耳提前泡好切丝，豆腐切丁，金针菇去根清洗干净后切段，黄花菜用开水焯烫好，备用。

❷ 起锅，锅热后加入部分香油，放葱末爆锅，然后加入适量清水，水开后加入木耳丝、金针菇、黄花菜、豆腐，烧开后加入白胡椒粉、陈醋、盐、香油、香菜调味即可出锅。

86. 什锦蔬菜沙拉

原料	重量（g）	辅料	重量
西生菜	40	橄榄油	2g
圣女果	30	柠檬沙拉汁	10ml
小水萝卜	20	黑胡椒碎	1g
紫甘蓝	20		
莜麦菜	30		

❶ 小水萝卜清洗干净后切片，圣女果对半切开，西生菜清洗干净后撕成小块，紫甘蓝洗净后切细丝，莜麦菜洗净后切段，备用。

❷ 将西生菜、圣女果、小水萝卜、紫甘蓝、莜麦菜放入碗中，倒入橄榄油、柠檬沙拉汁，撒上黑胡椒碎，搅拌均匀即可。

87. 菠菜拌魔芋丝

原料	重量（g）	辅料	重量
菠菜	100	香油	2g
魔芋丝	50	盐	1g
		陈醋	3ml

❶ 菠菜去根后洗净，用开水焯烫片刻，挤去水分后切段，魔芋丝洗净后沥干水分，备用。

❷ 把菠菜、魔芋丝放入盆中，加香油、盐、陈醋搅拌均匀即可。

88. 菠菜木耳拌魔芋丝

原料	重量（g）	辅料	重量
水发木耳	20	香油	5g
菠菜	50	盐	1g
胡萝卜	20	陈醋	3ml
魔芋丝	30		

❶ 菠菜去根后洗净，用开水焯烫片刻，挤去水分后切段，魔芋丝洗净后沥干水分，木耳提前泡发好切丝，胡萝卜切细丝，备用。

❷ 把菠菜、魔芋丝、木耳丝、胡萝卜丝放入盆中，加香油、盐、陈醋搅拌均匀即可。

89. 菠菜魔芋丝炒木耳

原料	重量（g）	辅料	重量
菠菜	80	橄榄油	7g
水发木耳	20	盐	1g
魔芋丝	30	葱	10g
		蒜	2 瓣

❶ 菠菜去根后洗净，用开水焯烫片刻，挤去水分后切段，魔芋丝洗净后沥干水分，木耳提前泡发好，备用。

❷ 起锅，锅热后加入油，放葱末、蒜末爆锅，然后加入菠菜、魔芋丝、木耳翻炒均匀后加盐调味即可出锅。

90. 蒜茸魔芋丝蒸娃娃菜

原料	重量（g）	辅料	重量
娃娃菜	100	橄榄油	2g
魔芋丝	30	盐	1g
		蒜	4 瓣

❶ 娃娃菜洗净后沥干水分，摆放在盘中，魔芋丝清洗干净后沥干水分，放在娃娃菜上面，大蒜切成碎末，将蒜末与盐、橄榄油混合在一起，均匀地撒在魔芋丝上。

❷ 起锅烧水，将装有娃娃菜的盘子放到蒸屉上，大火蒸 10 分钟后关火即可，食用前适当搅拌。

91. 魔芋丝木耳炒娃娃菜

原料	重量（g）	辅料	重量
木耳	10	橄榄油	4g
娃娃菜	80	盐	1g
胡萝卜	10	蒜	4 瓣
魔芋丝	30	葱	10g

❶ 娃娃菜洗净后沥干水分，纵向切成两半，魔芋丝清洗干净后沥干水分，胡萝卜切细丝，木耳提前泡发后切细丝，备用。

❷ 起锅，锅热后加油，放葱末、蒜末爆锅，然后加入娃娃菜翻炒，待娃娃菜炒软后加入木耳丝、魔芋丝、胡萝卜丝翻炒至熟，最后加入盐调味即可出锅。

92. 魔芋丝炒小白菜

原料	重量（g）	辅料	重量
小白菜	80	橄榄油	3g
魔芋丝	50	盐	1g
		蒜	4 瓣
		葱	10g

❶ 小白菜洗净后沥干水分，切成两段，魔芋丝清洗干净后沥干水分，备用。

❷ 起锅，锅热后加油，放葱末、蒜末爆锅，加入小白菜，待小白菜炒软后加入魔芋丝翻炒片刻，最后加盐调味即可出锅。

93. 凉拌紫甘蓝

原料	重量（g）	辅料	重量
紫甘蓝	90	橄榄油	7g
圣女果	20	盐	1g
		柠檬沙拉汁	10ml
		香菜	10g
		黑芝麻	5

❶ 紫甘蓝清洗干净后切细丝，圣女果对半切开，备用。

❷ 取一个大碗，将紫甘蓝丝、圣女果放入碗中，加入橄榄油、盐、柠檬沙拉汁、香菜搅拌均匀，撒上黑芝麻即可。

94. 炒杂菌

原料	重量（g）	辅料	重量
香菇	40	橄榄油	4g
白玉菇	30	生抽	4ml
鸡枞	20	葱	10g

原料	重量（g）	辅料	重量
滑子蘑	20	蒜	3 瓣

❶ 所有食材清洗干净，香菇、鸡枞切丝，白玉菇撕成两半，滑子蘑去根，备用。

❷ 起锅，锅热后加油，放葱末、蒜末爆锅，加入所有食材翻炒 3 ~ 5分钟，然后加入生抽调味即可出锅。

95. 素炒四丝

原料	重量（g）	辅料	重量
秋葵	40	橄榄油	2g
干豆腐	30	生抽	4ml
胡萝卜	20	葱	10g
魔芋丝	20	蒜	3 瓣

❶ 干豆腐、秋葵、胡萝卜洗净后切丝，魔芋丝洗净沥干水分，备用。

❷ 起锅，锅热后加油，放葱末、蒜末爆锅，依次加入秋葵丝、干豆腐丝、胡萝卜丝和魔芋丝，翻炒 2 ~ 3 分钟，加入生抽调味即可出锅。

96. 油煮莜麦菜

原料	重量（g）	辅料	重量
莜麦菜	100	橄榄油	2g
		生抽	4ml

❶ 莜麦菜清洗干净，备用。

❷ 起锅，锅中放少量清水，水开后加入少量油、盐（油、盐不计入辅料），然后加入莜麦菜翻拌均匀，调成小火盖锅盖焖煮 1 分钟，捞出，加生抽、橄榄油调味即可。

97. 白灼秋葵

原料	重量（g）	辅料	重量
秋葵	100	橄榄油	2g
		姜	10g
		蒜	2 瓣
		生抽	4ml
		米醋	2ml

❶ 秋葵清洗干净，去除根部。开水焯烫秋葵 1 ~ 2 分钟，捞出，用凉水过凉，沥干水分后纵向对半切开，整齐地摆放在盘中备用。

❷ 橄榄油、生抽、米醋和适量清水一起搅拌均匀调制成酱汁，备用。

❸ 起锅，锅热后加入酱汁，烧开后加入蒜末、姜丝，炒出香味后将酱汁淋到秋葵上即可。